肌膚算病

【望診護膚篇】

三代中醫

教你從皮膚解讀體質密碼

對症調理

控熱排毒

養出不老好膚質！

中醫師同德醫學會理事長
新北市中醫師公會監事長
施丞修——著

推薦序

結合中醫理論與生活實踐方法，助您找回健康

——楊時豪 新北市政府衛生局專門委員兼代醫事管理科科長

服務於衛生單位多年，深知民眾對於健康需求及其相關議題的關注逐年增長。而在科技日新月異、生活富足無虞之際，每個人對於最根本的身體保健，應該要花更多心力去關照。「欲知其內者，當以觀乎外；診於外者，斯以知其內。蓋有諸內者形諸外。」一人的健康與否、氣色好壞，皆由內而發，觀面色即知，故中醫四診望聞問切以「望診」為首，有其道理！

施醫師身為三代中醫，為新北市市民提供診治服務數十載，是一位專業且具有醫德的中醫師；主動投身公益活動，在擔任新北市中醫師公會幹部期間，與新北市政府衛生局合作舉辦小神醫華佗營，培養未來中醫師的種苗；更為中醫師們在職教育的講師，傳授專業知識。施醫師不僅具有多年豐富的臨床經驗，更積極分享並推廣中醫的博大精深。

而《肌膚算病【望診護膚篇】》一書的問世，揭示了中醫藥學在皮膚保養上

的獨特優勢，也展現施醫師擅長「望診」，以及在治療皮膚疾病領域上的專精。經言：「望而知之謂之神。」施醫師結合中醫理論與生活實踐方法，提供多面向視角，以深入淺出的文字，幫助讀者用更簡單且更貼近生活的方式解讀中醫原理，並了解自己的體質。書中透過探討肌膚表徵與身體狀況的密切關係，教讀者如何觀察、判斷病況並對症下藥，提供實用的解決方法，由裡而外調理身體，進而恢復健康，再度擁有好膚質與好氣色。

睽違十多年再版的《肌膚算病》，施醫師將多年來研究累積的心得與臨床經驗，精益求精，除重新審視、翻修原有內容外，更與時俱進，增補許多章節，更符合現代人所需。期待本書成為帶領讀者走向健康人生的生活指南，讓更多人從中受益。在此，感謝施醫師的無私分享，也謝謝時報出版社的支持與推動。

推薦序

由實踐與經驗之傳統中醫，淬鍊爲實證與精準之現代中醫

——劉君豪　新北市政府衛生局簡任技正

欣聞丞修醫師將其行醫生涯中之點滴心得出書成冊，於平日跟丞修醫師相處時，即了解丞修醫師在中醫藥上深度的鑽研，同時熱愛將經驗與中醫同好分享，也常常衛教民眾。在此著作中能夠感受丞修醫師面對普羅大眾及中醫同道的需求時，能毫無保留提供其所有經驗之胸懷。

這些年的新冠疫情，清冠一號一直都是民眾耳熟能詳的處方藥，也帶動民眾對於中醫診療的需求，中醫藥司黃怡超司長於慈濟道侶叢書提到，新冠疫情使得中醫就診人數比以前提高百分之四十到五十，二〇二三上半年則是提高百分之三十，足見國人對中醫藥的信賴度更加提升。

而衛福部也自二〇二〇年起推動「中醫優質發展計畫」，其中有一項主軸就是推動中醫實證研究及推動中西醫學整合模式。希望能夠擷取雙方之優點，推廣中醫藥預防保健與治療方法，同時也為民眾使用中醫藥安全把關，提供全民更優質

的中醫藥服務。

丞修醫師在書中就一直努力將其行醫過程中所遇到的案例，合併中西醫的理論給予合宜的解釋，並提出其見解供普羅大眾及中醫同道參考，內容皆有其獨到之處。在實證醫學亦成中醫發展中重要的一環，如何將傳統透過實踐與經驗之中醫，淬鍊為現代實證且精準之中醫，正是大家所努力的。期待丞修醫師在未來能更加努力其經驗分享，讓中醫藥預防保健與治療方法能更為大眾所熟知。

目錄

第3章

望診篇（肌膚）

什麼樣的膚相，代表你生了什麼病

第4章 望診篇（身體）

暗藏玄機的身體症狀，要這樣解讀

附錄

三代中醫世家才知道的養生與養膚術

後記

作者序
凍齡與回春只是附加，健康才是根本

每個人的一生都會有許多轉捩點，而我的人生就從當中醫師開始逐漸發生了許多不同的變化，甚至有令人意外的轉變。起初，決定當中醫師是因為家裡就是做這一行的，揣摩或許會更容易入門，因此硬著頭皮背著許多實在看不懂的中醫書籍。但時間久了，這些知識卻在腦海中產生了變化，看出了一些端倪，開始感受到中醫既哲學又有醫學的道理。

當了中醫師之後才發現中醫易學難精，也遭遇許多挫折。我太太在懷第二胎時得到憂鬱性溼疹，遍尋良醫而不能，這讓我徹底認為中醫不行。但人生的轉折又再一次發酵，我的碩士導師邱仕君教授，居然只用了一週時間，就讓太太原本溼爛嚴重凹陷的肌膚，填補至原來的高度，也不再劇癢。仔細研究其方子，十二味藥有四味藥我用過，四味藥我臨時找不到，另四味藥我沒想過要用，真沒想到居然會有如此奇效。回頭我問教授為何會如此神奇，教授用不解的眼神看著我，似乎在跟我說：「有這麼難嗎？方子都已經給你了還不懂嗎？」原來，在中醫的世界裡，失之毫釐，差之千里。回想我的針灸老師也曾說：「只有療效，沒有神奇」，於是我決定好好來研究皮膚病這個領域。

記得有一次一位記者訪問我，在訪問稿標題旁標明我是皮膚回春達人，我不太高興了，告訴他不要用如此聳動的標題，會誤導民眾對中醫的認知，幫我改皮膚病專家即可，但報社不願意更改，讓我耿耿於懷許久，對於這種操作相當厭惡。

後來在幾十年的研究當中，我的觀念又再一次發生了轉折，我發現中藥不僅能養生、能治病，還真的能夠讓肌膚凍齡甚至回春，而肌膚回春與根治有相當緊密的關係。一樣是開中藥治病，卻有著不同的治療結果，最根本的差異就是整個皮膚治療思維。我治療皮膚病的方法，從針對皮膚表象治療，轉變成不管皮膚病而只是調理體質而已。也就是我常說的「不治之治」，不直接治療而達到病癒與根治目的，其同步的表現與附加價值就是回春。究其背後的原理，調理就是將全身的細胞年輕化，讓身體在平衡狀態下產生自癒力，接著逐漸修好各個異常的系統，免疫系統以及皮膚系統只是其中之一。

在師承於臺北市中醫師公會理事長林源泉老師望診之後，逐漸發現中醫的科學性，有別於現在醫學的檢驗，身體表徵所呈現的一切都是訊息，能掌握訊息就能達到「預防甚於治療」，或是疾病療程的追蹤。是除了把脈、問診、聞診及現在醫學各類的檢查之外，檢測身體健康程度另一項值得參考的指標。

中醫四診：「望聞問切」，在民眾的心中只剩切脈，認為看中醫一定要把脈，因此很習慣地伸手要來考中醫師。其實「望為首要」，「望而知之謂之神」，中醫師診斷的第一個工具其實是望診，再來聞診聞味道或聽聲音，接下來才是問診，甚至直搗黃龍問出重點，最後才是脈診確診。隨著時代變遷，中醫師逐漸忘了望，甚至開始需要西醫檢驗的依據才能診斷，就更談論不上「神」了。記得有個患者一進診間，我第一句話就問他，長期胃痛齁，他那驚奇的眼神我還記得。還有一位年紀大約三十多歲的女性來看診，我就先問她有生小孩嗎？是不是要看不孕；另一位患者就更激動了，我一見到她就說是不是連家人都不了解妳，她馬上滴下眼淚。這些似乎很神奇的問診，其實都是觀察得來的，才能問出看診的問題核心，也才能做出適當的診斷治療以及提醒事項（衛教）。

皮膚是絕對的晴雨表，它的變化幾乎可以完整反映出中醫常講的八綱辨證：「陰陽表裡寒熱虛實」之基礎體質狀態，也就是中醫所談的標本兼治的「本」。膚色紅熱、毛細孔粗大、有色斑或老人斑都是實熱或虛熱的表現，不能以補作為養生之道。膚色與唇色淡白、眼瞼白皙，耳白於面，四肢肌肉軟塌無張力者必有虛象，不能吃過寒藥物或寒性水果與食物。懂這些望診的觀察與道理，中醫師可以很輕易地做出正確的判斷，民眾也很容易了解如何自我ＤＩＹ養生，避開對身體的錯誤理解，而造成治療或保養上的偏誤。

近年來中醫醫美也相當受到民眾的歡迎，我本身也會美顏針，若能整合原來內科的自然回春調理，是能在中醫醫美界大展身手一番。不過此兩者的立基點是有很大的差異。美顏針以駐顏為出發點，凍齡與回春則是健康的附加價值。常言道：「時間用在哪，成就就在哪。」中醫的本質就是救死扶傷，讓疾病纏身的病患還有另一途徑可以得到根治的機會。雖然古代驗方隨處可得，但要成為一位真正懂醫理的中醫師需要時間的淬煉與經驗的累積，最後我還是選擇了非速效但能紮實恢復健康體質的健康美為我行醫的主軸。

我在許多演講當中經常提到「養生不會長壽，但願好走。」這本書的初衷，希望讀者能永遠保持健康且凍齡，即便生病了，也只是個過程，在治療過後不會被藥物控制，且能達到回春的效果。這世界上沒有不勞而獲也沒有奇蹟，只有清楚的知識。只要您懂得箇中道理，必能避害而保全，相信您會因為此書而更認識中醫，原來中醫這麼有價值。

本書十年前已問世，機緣巧合下重出江湖，讓原本同系列進階版的新書延後出版，也恰好讓整個皮膚保養與治療觀念可以由淺而深來完整建構。此書雖然舊酒裝新瓶，但加了新的篇幅與觀念的重整，並搭配實例照片，必定耳目一新，仍然是最親民的中醫皮膚保養書籍。

第 1 章

心法篇

肌膚抗老凍齡的底層邏輯

少火養氣，皮膚自然回春。

一、老化不可避免，但我們可以老得慢一點

養生的目的在於延緩老化

所有的老化與退化都是人生必經的過程，無論您再怎麼努力，終究會面臨身體一年不如一年的殘酷現實。我在許多演講場合講過關於「新時代的養生觀」，強調人在出生的那一刻起，便開始走向生老病死這條不歸路；但即使老病死是必經的過程，我們還是可以藉由養生老得慢一點。

新時代養生觀要破除一個觀念：「養生不會長壽，但求好走」。生命的長短早在DNA已經寫好了，養生的目的只是要讓自己老化及退化得慢，避免疾病提早纏身。

如果說我們注定要活到一百歲，懂得養生的人到八十歲仍能健步如飛，到九十九歲半才開始器官迅速退化，半年後離開人世瀟灑走一回，那這輩子就無憾了。相反的不懂養生的人，十八歲就糖尿病、二十八歲就高血壓、三十八歲就脂

肪肝、四十八歲膝蓋開始退化、五十八歲諸病纏身，接著在輪椅或是床上度過餘生至百歲，不僅耗盡積蓄自己辛苦，也拖累了家人，這樣的生命存在著什麼意義呢？以現在的醫療科技，死亡已是不容易了，但活得好才更不容易。

維持長時間的健康，以極慢的速度減緩老化是一定做得到的，如同一臺車子，保養得宜，即使開了三十年，不僅性能佳可以到處跑，外觀也亮麗如新；欠缺保養者，不到三五年車身外觀已老舊，更別提性能如何。

肌膚老化程度，取決於膠原蛋白流失速度

WTO有做過一項研究，七十％的人都活在亞健康的狀態，亞健康就是您覺得自己身體不舒服，但檢查又沒毛病，處在一種尷尬的狀態。若從中醫的望診來看，那就是身體處在一種失調的狀態。

身體失調最容易被觀察到的指標，就是臉部膠原蛋白的流失。肌膚健康程度與膠原蛋白息息相關，但可惜的是，即使沒有生病，在變老過程中膠原蛋白仍會逐年流失。自十八～二十歲起就開始流失，四十歲後更是每年會流失一％，導致肌膚鬆弛下垂、橫紋增多深刻、氣色黯淡無光。此外年紀增長後，身體的新陳代謝也會變差，皮膚表層贅生物也愈來愈多。

如果再加上外在因素，如：空汙PM2.5（環境毒）、工作及生活壓力（壓力毒）、過用藥物（藥毒）、飲食不清淡（食毒）、休閒少（休息債）、熬夜或睡眠不足（睡眠債）等的累積，那麼膠原蛋白的流失必然加速。

中醫講「諸陽之會，皆在於面」。當您不懂得保養，再加上不健康生活所累積的毒與債，臉上容易發生「氣陰兩虛」的現象，不知不覺您會突然發現自己老了許多。

‧‧‧‧中醫觀點，氣陰兩虛顯衰老‧‧‧‧

氣陰兩虛，就是身體處於氣虛加陰虛的狀態。

從中醫望診來看，有四點可判斷身體氣是否充足：一、力氣，有力氣與有活力都是有足夠的氣；二、肌膚對抗地心引力的能力，能力差時，臥蠶變眼袋，手臂肌肉變蝴蝶袖，瓜子臉變國字臉，乳房堅挺變下垂等；三、膚色光亮度，膚色不變情況下，有氣則膚色亮麗光彩，無氣則黯淡無光而昏暗；四、充盈狀態，就像氣球一樣，氣充飽滿則圓潤光華有彈性，氣消則蓬鬆皺褶無彈性且無反色光。

陰的概念相對陽，陰主水主寒，陽主火主熱。陽是產熱使身體保暖，陰是水分避免身體過熱，猶如汽車引擎與水箱的關係。當陽氣不足時我們會怕冷且有無力感，當陰水不夠時會感到燥熱且皮膚乾燥。

氣陰兩虛者，在外觀上會呈現皮膚下垂、產生皺褶、黯淡、泛紅、乾燥等，身體則會感到無力疲倦，口乾舌燥等。這就是我們所說的老態。

留住青春，重點在於健康生活

當身體呈現出氣陰兩虛的症狀時，就要特別注意調理，置之不理恐怕會嚴重失調，變成疾病。雖然中醫師能用藥調理您的身體狀態，及時補救，不至於演變成嚴重疾病，但想要避免外觀衰老，重點還是在於健康生活。

預防勝於治療這個道理始終不變，三餐飲食少油少糖少鹽，再加上三多，多菜多果多運動，適當地吃一些保留膠原蛋白的動物性食物，例如海參、牛筋、牛尾、豬腳、雞爪、鵝掌、蹄筋，或能留住多醣體與水溶性膳食纖維成分的養生品如秋葵、山藥、黑白木耳、百果、荸薺、天門冬、麥門冬、生地、熟地、沙蔘、玉竹、黃精等。

都能讓您在健康的基礎下，減少肌膚老化及器官提前退化，安內攘外地快樂過日子。保持良好的身心靈健康，您要的青春能留得下，您不要的老化可以延緩。

二、熱是加速皮膚老化的主因

對於許多慢性皮膚炎的患者來說，不論是在慢性期或是急性發作期，熱性因素對於皮膚產生的干擾，相對寒性來得多，尤其是生長在都會區的臺灣人，皮膚病怕熱的現象更為明顯。這個經驗是我多年來治療出家師父皮膚病所得來的。

‧‧‧‧出家師父吃得清淡，還是有後天皮膚病？‧‧‧‧

在過往經驗不足的時候，總是為出家師父為何也會得到後天性慢性皮膚病這件事所困擾，因為平時對病患的衛教就是請他們吃得清淡，甚至請他們吃蔬食，而這些病患也因為生活型態的調整，慢慢地好轉至痊癒。

但是出家師父長期吃素，再加上過著比一般人清心寡慾的生活，免疫系統錯亂以及體質極度偏差的機會應該是最小的，何以中西醫都治不了呢？而我還能對他們提出什麼建議呢？老前輩常常提醒，茹素的人體質比較寒，用藥要很小心，而且要以「溫胃補脾」為主要的治療方式，避免皮膚還沒治好先傷脾胃。但為何來求診的師父身體都呈現火熱症狀？

這樣的疑惑烙印在我心中多年，也成為當時我治療皮膚病無法進步的原因之一，經過幾年之後發現，原來吃素不一定會造成虛寒體質，甚至大有可能是熱性體質，過去中醫知識的刻板印象已不符這時代所用。

其箇中原因來自於師父們除了吃素，還吃了許多添加食品。隨著城市信眾的經濟能力比較好，給師父們的供養也豐富了許多，現在許多師父已無過午不食，吃三餐甚至有吃宵夜的。三餐也油膩許多，素料中的再製品也不少，法會及過年過節提供的餅乾糖果琳瑯滿目，再加上信徒們擔心師父體質過寒，甚至常生病體質太虛，於是大方奉上高級補品例如：粉光參、高麗參、黃耆、枸杞、紅棗、當歸、不知名的補藥膳等等。

「過與不及，皆之為病」。食物最重要的功能之一就是產生熱量維持體溫，但過度的熱量一方面會囤積成脂肪，另一方面則成為疾病的根源，造成體感溫度上升的火氣大現象，甚至引發各類火象免疫亢進疾病，皮膚狀況不佳者，則發生各類型的皮膚病況。以至於患有肥胖的、高膽固醇的、血脂過高的、高血壓的、糖尿病的、腸胃病的，以及各種慢性皮膚症狀的出家師父日漸增多。

長年吃素的出家師父都會因為時代不同、飲食改變，造成體質由寒轉熱，更何況一般的飲食男女呢？

讓人上火的五種毒素

讓人上火的因素非常多，有肝火、心火、胃火、肺火、腎火。但簡而言之，就是壓力毒（心肝火）、食物毒（肝胃火兼部分肺火）、藥毒（肝腎火兼部分肺火）、睡眠債（心肝腎火）、休息債（腎火）。這五項大病因所造成的上火現象，讓體質往熱象發展，使敏感肌膚之人引發皮膚發炎產生各種症狀。

熱會造成皮膚老化加速，也是凍齡最大的阻礙與傷害，在現實生活中我們一眼就能望出，誰是坐辦公室，誰又是長期在太陽曝曬下工作的？很明顯的，建築工人、農夫皮膚老化得很快，連太空人都怕瞬間的「光老化」，而室內工作者皮膚就比較細皮嫩肉，若再加上精神放鬆、生活規律、飲食清淡減少火氣上升的機會，身體由內而外沒有火熱來加速新陳代謝，肌膚老化的現象就可以減到最低，看上去就年輕許多。

火為熱之極，熱為火之漸

我們仔細體會一下，我們緊張的時候會不會面紅耳赤？會不會心跳加速？會不會緊張到出汗，長期之下就會引發神經內分泌與免疫系統的亢進。在中醫的分類中，不論是虛亢還是實亢，都是一種過度反應的現象，而火熱之象具有促進的作用。

火熱兩者屬性相同，在疾病的探討中通常都是指身體內部的熱能過多或過旺，導致各種發炎或不適的症狀，火熱體質的人通常具有熱氣上升、煩躁易怒、口渴口乾、口臭、大便乾燥、皮膚乾燥等特徵。差異在「火為熱之極，熱為火之漸」。

以一般的說法來看，民眾說火氣大、口乾舌燥，其實是火熱表現中的熱相，自己覺得熱，但口腔、嘴唇與皮膚也只是比較乾，沒有其他特別的表現。如果火氣大到口腔潰瘍、皰疹病毒發作、青春痘，或是各類型的過敏性皮膚炎，甚至是病毒與病菌的感染，例如蜂窩性組織炎、帶狀性皰疹，就是由熱症升級為火盛，再升級為火毒之症的極端表現。

我經常說火氣大是自我感覺的體感溫度上升，此時還沒有實際的皮膚症狀；進展到發炎兩把火就會有實際的皮膚病況了，常見的就是搔癢劇烈；到了三把火的焱，就是嚴重的火象，皮膚會大範圍的損傷、滲出液體、化膿或潰瘍等等。

少火養氣，就能過上好日子

中醫講「壯火食氣，少火養氣」。人身上依舊需要火熱之氣來維持體溫、機能與新陳代謝，過熱才會加速往老化發展，因此又有所謂慢活的不老生活方式。

偶遇苦修的出家師父，看其氣質、氣色、氣度都令人豎指，一位充滿智慧健康的現代苦行僧，相信苦修者無欲必能除煩。煩者，說文解字曰，煩字，左火、右頁。頁指頭部，頭有火氣上炎，引申心煩頭痛。一個人平心靜氣、簡單生活、縮衣節食，就能過上好日子，必不凡也不煩，必洞靈也凍齡。**清心寡慾，少火養氣，皮膚自然不老。**

三、爲什麼肌膚能算病？——談經絡與臟腑

在中醫理論中，五臟六腑皆有火，人體五臟六腑中都必須存在著一定程度的熱能來維持正常生理現象，對於人體的正常功能發揮起到重要的作用。

熱能的運輸是藉由經絡中的氣血循環來達成，經絡是中醫相當重要的概念，它是貫通在人體體表、深層組織至臟腑之間的一系列通道，透過經絡可以使氣血得以運行，調節身體的功能。因此中醫師可以透過觀察經絡的皮表變化，來判斷病人的五臟六腑的生理狀態、病情和治療效果。

十二經絡與五臟六腑之間，每一條經絡都與某個臟腑相關聯，當某個臟腑功能或狀態出現異常，該經絡也會出現循行障礙，至少產生「不通則痛」的疼痛現象以及不舒適的反應點。而部分皮膚狀況不佳者，**火熱之氣則會隨著經絡反映在皮表，因此可以藉由經絡路徑的膚況表現，來診斷其所屬臟腑狀況**，並開立入該經絡的方藥，來調節皮膚與臟腑的火熱異常現象。

例如，背為足太陽膀胱經所過之處，經絡貫穿於膀胱，但膀胱無病，卻可以使用入膀胱經藥物來助膀胱利溼，治療背部溼疹。又如肝經貫穿於肝臟和膽囊，

可以透過清肝火藥物來調節肝經火旺現象造成的皮膚癢，同時強化肝臟解毒功能，減少免疫亢進。總之，經絡與體表和五臟六腑之間是密不可分的，透過調節經絡的運行和功能，是可以調節身體功能和治療疾病。

‧‧‧‧減少肝膽腸胃的火，就能降低皮膚發炎機率‧‧‧‧

在各類皮膚病與經絡臟腑的關係中，肝膽腸胃的經絡系統最容易展現在體表路徑上。**許多頑固性的皮膚病都是沿著肝膽腸胃經絡的循行部位發展或惡化，主要病發的位置是在口唇周圍以及大小腿內外側。**

上下口唇及臉頰邊緣是腸胃經絡所過之處，大小腿內側（尤其是鼠蹊部以及生殖器的睪丸或陰部）為肝經，大小腿外側為膽經。對我個人來說，只要發現病患皮膚病症高度集中在這幾個區域上，不需治療免疫系統，開入肝膽腸胃經絡的相關藥物即可。

主要的表現如下：

肝經之火

皮膚病經常表現在大小腿內側、鼠蹊部及生殖器。中醫講肝主疏泄，中醫的肝其主要功能是疏通與代謝。長期情志不通暢，情緒不穩定，為憂慮、焦慮、抑鬱等負面情緒所困擾，會造成肝的經絡阻滯不通暢。飲食不當、暴飲暴食、油炸、醃漬、辛辣、重口味等不良飲食習慣，或長期使用某些藥物，尤其是化學藥物，以及長期暴露在空氣汙染、工業廢氣、化學物質等有害環境中，都會增加肝臟解毒的負擔，同時對肝臟造成傷害，進而對肝的經絡造成損傷。

熬夜、睡眠品質不佳則會讓肝經絡機能雪上加霜，除了皮膚異常外，還會經常感覺疲勞，臉色也會青灰，目黃濁赤等，呈現不健康面容。另外，肝主爪甲，不論是慢性溼疹或乾癬，都會有指甲性的病變，甚至灰指甲都與肝經絡有關[1]。

膽經之火

大小腿至身體軀幹及頭面部外側皆是膽經所過之處，當此處有反覆不定的皮

1 睡眠的問題最容易影響到肝膽經絡，肝疲勞是必有的症狀之一，可以觀察到的異常現象還有眼神無神、上眼皮下垂、下眼袋突出、眼眶色澤暗沉、肩頸肌肉極度緊繃肥厚（富貴包）等。

膚病灶，又經常覺得口苦口乾，甚至有口臭，一旦緊張壓力來襲時，會覺得呼吸困難胸口悶脹，腸胃的消化機能極差，體重下降，臉色暗沉，便是膽經火象異常的現象。

通常肝膽火容易一起發生，發生時體質會偏向中醫所謂的實火，也會連同影響到心臟的功能，如心悸、心痛，以及胃的功能，如食欲不佳、胃痛等等。此時除了治療皮膚病症之外，也必須酌加治療心肝胃的系統性疾病，標本兼治。

腸胃之火

腸胃經絡皆經過口唇上下，是皮膚病好發部位，手陽明大腸經的合谷穴，以及足陽明胃經的小腿脛骨外側也是各類型皮膚病症的好發部位。兩者在其他症狀的差異性上，胃經的皮膚病會夾雜著胃脹痛、胃酸過多、胃食道逆流、消穀善飢（容易肚子餓）等症狀。大腸經的皮膚病兼症則容易合併出現腸絞痛、便祕、腹瀉、腸胃急躁症、排便不順、痔瘡或肛門瘻管等慢性大腸疾病。腸胃之火的共同病象還包含反覆性口瘡（嘴巴破）、牙齦腫痛及口唇乾燥。

對一般民眾或是想要走入中醫皮膚專科的中醫師來說，肝膽腸胃四大系統的皮膚病是最容易切入的，不管是皮膚病灶合併其他症狀所顯現出來的路徑與系統性，都可以從望診輕易地辨別，在藥物的使用上也相當明確。

只要根據經絡系統入經用藥，通常可以在根治皮膚病的過程中，一舉數得地連同其他疾病一起處理，民眾也可以輕易地自我判別，並在生活中找出避免踩雷的食物和生活習慣。

由於肝膽腸胃的火熱之性很容易表現在經絡路徑上，因此只要配合中醫師的叮嚀，減少造成肝膽火上炎的熬夜，避開甜油烤辣炸等上火食物，再避開或逐漸減少化學藥物的使用，以及垃圾食物的攝取，減輕肝解毒的負擔，一年半載內，整個膚質可以煥然一新。

如果您對以下這些食物沒有任何過敏，倒是可以適當補充，以調節肝膽腸胃火熱，例如：苦瓜汁、西瓜白皮汁、綠豆水、黑豆水、有機菊花茶、魚腥草茶及薄荷茶等。

四、熱者吃苦，虛者吃補的養膚大法

補錯了，愈補愈大洞

許多皮膚受損的慢性病皮膚病患，都曾跟我提到：「是不是我太虛弱，才造成免疫不足以致皮膚病不會好？」

我經常說慢性皮膚病最容易犯的錯誤就是「愛之足以害之」、「錯誤的愛會更增加傷害」。請大家記住兩點，一、多數的慢性病皮膚病症，**尤其是長期接受西醫治療更加惡化者，都沒有純虛之症。二、雖然解毒、循環、代謝、排毒機能變差，導致身體偏虛（機能不足），但因為錯誤飲食以及過多的西藥治療，而累積於身體之中的毒素或是負擔，於中醫來說是偏實（堆積的有害物質太多）。**

許多民眾或中醫師經常認為吃太多西藥會造成體質虛寒，但事實上很多皮膚病患者因已服用過多各類慢性病西藥，解毒的肝與排毒的腎得更努力地加班，除了得處理原本疾病的副作用，還得運化各類化學藥物的毒素。致使肝腎之火上升，就像一直在跑的車子引擎不斷運作，持續產生高溫，若不停歇休息一定會產生其他問題。

若一昧的錯誤認知是因為體虛才使得皮膚病反覆發作，只想著積極補其不足，那麼為了皮膚好而進行的治療或保養，其實都是在增加傷害。

古人有兩句話，一是「久病必虛，虛者補之」，二是「苦口良藥，吃苦當作吃補」。苦的作用是清熱，虛者吃了不是更虛嗎？這兩句金玉良言似乎矛盾相反，讓人摸不著頭緒，其實不矛盾，只是立場的問題。

若客觀事實是虛的，必然補之而病痊癒，倘若病況是熱症，苦能清熱病並斷根。只是多數的病患及少數的中醫師並不明白，在現代諸多的慢性皮膚病症中，久病不一定虛，且臺灣因處亞熱帶環境，熱症多於虛症，就算有虛熱症的存在，也要注意「虛不受補」，否則會愈補愈大洞。

在臨床上發現，只要有在自己DIY養生的病患，幾乎都會把黃耆、當歸、枸杞、薑、蒜、芝麻、麻油等等當養生品來吃。甚至有少數中醫師，將所有皮膚病歸為寒症或虛症，死守久病必虛而補之的信條，將因錯誤服用中藥而導致皮膚惡化的狀況視為所謂的反彈期（身體排毒而使得症狀更為嚴重），最後不是束手無策，就是請病患再回到西醫門診，最糟糕的甚至還會說這個皮膚病中醫無法治療。前輩常言道：「不是中醫不行，而是你不行」。

熱者以苦口良藥清熱

「苦口良藥」其實是很難理解的概念，不過我們可以先來看看一件有趣的事，口感甜的食物或藥物大部分都能增加能量，對於虛弱無力的人，提升精神體力是相當有感的，而且甜會讓人覺得快樂，容易吃多反而導致疾病。

口感偏苦的食物或藥物，都有降低或減緩身體機能反應的功效，通常是身體火熱上炎產生不舒適感，吃苦特別有減緩的感覺。因絕大多數的清熱瀉火中藥都是帶苦味的，一般人不愛吃，也吃不了太多、太久，造成身體病況不佳的機率不高。例如服用清冠一號若產生腹瀉，人們通常會立即停止服用，不會造成長期的病痛。

由此在免疫亢進的皮膚病或是極度發炎的皮膚病灶中，必定是苦口良藥。

在上一篇中我有談到火熱的概念，火象對皮膚的破壞力速度極快隨時而發。五臟六腑的火都能透過苦藥來瀉火，特別是肝火，「肝以瀉為補」，將肝火以苦藥來瀉除，就是補肝，而不是吃補肝藥（所以基本上中醫除了補肝血之外是不講補肝的）。

尤其是熬夜或失眠型的、容易生氣易怒的、情緒壓抑無處宣洩者、身心壓力大者等等所引發的皮膚病症，無論再怎麼虛弱都不太適合直接補肝，都要以苦口良藥的概念進行治療。

虛者不能一味補之

虛症的皮膚病相對是少的，虛症分為「虛寒」與「虛熱」。

虛寒症，除了四肢冰冷之外，還有顯著的全身怕冷不敢吹風，甚至夏天也不能吹冷氣，這樣的皮膚病患極度的少。偶爾會遇到皮表發炎受損嚴重，非常怕吹風也會感覺到冷，需將衣物包覆全身才覺得舒適，但膚質紅到發燙發紫，寒熱感受極度相反的「寒熱兩極」現象。這類病患相當棘手，因為容易被病患主訴的寒冷感受誤導。

在虛的症狀當中，虛熱是最常見的，久病必虛通常屬於這一類，患者因睡眠品質不佳而容易疲勞，長期皮膚搔癢又睡得更不好導致惡性循環，時常感覺身體很虛弱皮膚又發燙。稍微接觸到熱源，不論是吃得太營養或熱量太高、熬夜失眠睡眠不足、穿太多後洗熱水澡，甚至帶個口罩都覺得悶熱搔癢，稍微吃到中藥的溫補藥物立即口乾舌燥、皮膚病發嚴重搔癢，標準「虛不受補」現象。

中醫治療在觀念上講求的是一種平衡概念，方法則是逆向操作，如本題「熱者吃苦，虛者吃補」。但這個概念與技術需要有極高且專業的中醫素養才能達成。特別是極度敏感性的肌膚，千萬別自行吃補或清熱，需當小心一步錯則步步錯，不容一絲差異，以免火上澆油或是雪上加霜徒增煩惱。

五、正確外敷才有好肌膚

對於初次發生的皮膚病症來說，醫師所開立的任何外敷藥都有很好的治療效果，但都談不上中醫所謂的治標治本。對於從急性病症逐漸轉為慢性病時，所有的外敷治療方式更都是治標不治本，只能減輕皮膚病況，無法達到真正的治療目的。從邏輯思維方式來看，如果在皮膚病急性期或是初期使用外敷藥有用的話，不是應該就此痊癒，而非逐漸變成慢性皮膚病症？這樣的論點大家是否想過呢？

不論是初期病發透過外用藥物治療，或是已形成慢性病使用外用藥物減輕皮膚的不適感，要發揮塗抹的功效，就必須要了解以下外敷方法的注意事項，並正確使用，才不會適得其反。

類固醇使用注意事項

很多人都以為中醫很反對使用類固醇，其實並不是類固醇不好，而是錯誤使用所產生的副作用，會造成皮膚病雪上加霜更難被治癒。目前第一線最有效的抑制搔癢及減輕皮膚過敏的藥物，就是抑制免疫反應的類固醇，沒有任何中藥可以取代類固醇的止癢以及抑制免疫系統反應的效力。所以許多長期使用類固醇的慢性皮膚病患者來中醫診所看診，詢問中醫有沒有更快速的止癢藥物，我都會說沒有，因為最有效的止癢藥物您已經用過了。

外用類固醇的使用有三個條件需要注意，一、勿長時間使用，二、儘可能不要使用在皮膚較薄的地方，三、切勿超量使用。

在使用外用類固醇時，應該盡量縮短使用時間，不要超過兩週。如果皮膚狀況在兩週後沒有得到改善，請醫生改弦易轍或改看中醫。皮膚較薄的地方（如面部、頸部、腋下、肘部、膝蓋後方等），使用類固醇時應特別小心，因為這些區域的皮膚更容易受到類固醇副作用的影響，例如皮膚變薄、色素沉澱、血管擴張等。如果必須在這些區域使用外用類固醇，千萬不要超量使用。使用過多的類固醇可能會導致皮膚吸收過多，從而增加副作用的風險。

乳液與凡士林要如何選擇？

乳液和凡士林是兩種不同的護膚品，它們的成分和使用方式都有所不同。

◉ 乳液

乳液是一種乳狀的護膚品，通常用於日常保溼和滋潤皮膚。其主要成分包括水、油脂、乳化劑、黏稠劑、保溼劑、抗氧化劑、香料等，能夠滋潤皮膚、增加皮膚的水分含量、提高皮膚的保溼能力，並且使用方便、質地輕盈，易於吸收和塗抹。

◉ 凡士林

凡士林則是一種透明的凝膠狀產品，主要成分是石油凡士林，其作用是形成一層保護膜，防止水分流失，保持皮膚的水分含量。因此，凡士林主要用於保護皮膚、防止皮膚乾燥，通常適用於溼疹、皮膚裂傷、曬傷等皮膚問題。與乳液不同的是，凡士林的質地較厚重，不容易被皮膚吸收，而且不含水分，因此不能起到滋潤皮膚的作用。

對於慢性溼疹的病患來說，多數民眾會因為皮膚乾燥使用乳液或凡士林，來減少皮膚的不適感，但若使用錯誤，卻有可能產生更多的不舒適感或其他溼疹病況，究竟這兩種護膚產品該如何選擇呢？

由於溼疹本身有搔抓滲出液的「溼」的狀態，又有周圍皮膚極度乾燥，脫皮裂傷出血的「乾」的病況。在此建議，在皮膚極端乾燥已出現傷口或出血現象時，在皮膚乾燥處可以使用凡士林來保溼，但在溼疹的地方只能使用乳液。當皮膚有大量滲出液時，乳液也不建議使用。

當皮膚紅熱腫癢劇烈的時候，即便乾燥也絕對不可以使用凡士林來保溼，若錯誤使用，會發生熱油湯效應，將熱與溼氣封於皮表之下無法向外透出，造成發炎的狀況更嚴重，或反覆發作難以根除。

乳液的選擇上，一般建議以非天然添加物最少的品項作為首選，以避免不當刺激，再來可選含有維他命E者，可以增加皮膚的保溼度，促進皮膚細胞的再生，具抗氧化、舒緩皮膚炎症和改善色素沉澱等多種護膚功效。

另外，幼兒乳液也不錯，幼兒乳液和一般乳液相比，除了不含有刺激性成分外，幼兒乳液更加注重皮膚的保溼和滋潤，更能減少皮膚的刺激與不良反應。

總歸來說，乳液和凡士林的功效和使用方式有所不同，需要根據自己的皮膚狀況和需求選擇適合的產品。

第 2 章

除錯篇

讓「危肌」四伏的十種錯誤做法

補錯了，傷膚又傷身。

一、黃連不是戰痘的萬靈丹

中醫藥界最富「消火氣」盛名的藥，大概非黃連莫屬了。

其實黃連的名氣是來自於黃連解毒湯這個方子。黃連解毒湯裡頭有四味藥，分別是清上部[2]熱的黃芩、清中部[2]熱的黃連、清下部[2]熱的黃柏，以及清上、中、下三焦熱的梔子。

從方子字面上的理解，很容易讓人把黃連與解毒畫上等號。以為臉上冒出痘痘就表示火氣大，也就是火毒，只要有毒，就必須解毒才行。而一般人在思考解決之道時，想到的是黃連，而不是黃連解毒湯。

不論是黃連還是黃連解毒湯，的確都是消除痘痘的法寶。雖然初期效果令人驚豔，吸引眾人趨之若鶩地使用，但日子一久後，不但無法除痘，還會產生如青春痘暴增、口乾舌燥、胃痛、經痛、經遲等副作用。讓人不免心生疑惑，是不是我服用的時機不太對，還是服用得太久？

在這裡我要為黃連伸冤。一來，其實這不是副作用，而是患者不明藥性所致。二來，古人也早就提醒醫者，使用黃連清熱解毒要小心。黃連只能用於實火，如果是虛火的狀況，就要戒慎恐懼，琢磨琢磨了。

「實火」可用苦寒的黃連清熱

實火是什麼？虛火又是什麼呢？在談火之前，就要先談水。水屬陰寒，火屬陽熱。這裡可以用車子來做個比喻，就像車子加油後就會跑，行駛後會產生高溫。當車子的溫度太高，引擎會燒壞，這時就要借助水來降溫，才能維持一定的溫度。

人體運作也是如此。當食物被吃進身體後，會轉化成熱能維持體溫，這時也需要水來平衡體熱，使身體處於健康狀態。如果吃得太燥熱或過於油膩，身體熱量太高，使身體的水不能夠平衡體熱，會產生火氣或發炎現象，這就是溼熱或燥熱，也就是所謂的「實火」。

在這樣的情況下，如果長痘痘就可以吃黃連，用黃連的寒來平衡身體的熱，或用黃連的苦來燥溼。並且配合多喝水，就能透過黃連的苦寒效果，以及水的帶

2 上部指上焦，也就是心肺等呼吸系統；中部指中焦，也就是脾胃等消化系統；下部指下焦，也就是肝膽、腎、膀胱等神經分泌系統與泌尿系統。

離作用，將身體的熱氣火毒，經由大腸吸收至膀胱排泄掉。

黃連「苦寒清熱」的作用，還見於治療急性腸炎腹瀉的「葛根黃芩黃連湯」。只要是吃壞肚子，導致口乾舌燥、腹瀉惡臭，通常一包五克的方藥就緩解許多，甚至痊癒，主要是黃連還兼具乾燥能除溼的燥溼作用。

「虛火」用黃連燥溼反更燥熱

若不是實火而是虛火的情況，就不能夠用黃連了。

虛火不同於實火之處，在於虛火的「虛」，是因為身體的水不夠，也就是平時喝進身體的水，不能完全被細胞所吸收利用。因為體質變差而造成細胞對水的利用率下降，所以水喝再多都不夠用。時間久了，身體的水不能平衡身體的熱，就成了虛熱。

這時的「熱」或是「火」，並不是真的變多，而是因為身體的水變少，使得黃連的「寒」清了不該清的「熱」；又讓黃連的苦，把已經不夠的水帶到膀胱（也就是「苦燥溼」），反而讓水更不能平衡身體的熱，使皮膚更乾燥，虛火更盛，痘子冒得更多，成了中醫所謂的「苦寒化燥」，也就是苦寒藥無法清除燥熱，反而使身體更燥熱。

經過這樣的說明，大家就會明白，並不是所有的痘痘都是因實火所引起的火氣大，也會有虛火的狀況。

所以，**當痘痘不斷，嘴唇是乾燥皺縮而不是脹紅的情況，皮膚也比較乾而不是油膩，就是屬於虛火的症狀，若用黃連去痘，就只能持續個幾天的功效**，當使用一週以上無效就要停用，或改弦易轍了。

「虛火」需搭配四物湯滋陰降火

虛火要怎麼改呢？這個虛是因為「水不足」所引起，所以要想辦法讓身體恢復吸收足夠水的能力，然後再去清這讓痘痘長不停的「熱」，毛病才能根治。

中醫常用的方法就是滋陰降火，最簡單的方式，是把**黃連解毒湯與四物湯，以三：一的方式調勻，就可以達到滋陰養血，清熱潤燥，既讓皮膚不發炎，又能順道補水調經**，一舉兩得。如果是用水藥的話效果就更好。

四物湯其實也屬燥熱的方藥，如果擔心火上加油，讓痘痘冒得更多，可以把四物湯中的熟地黃改成生地黃，並且把生地黃比例拉大超過當歸，就變成具有涼血滋陰功效的四物湯。

如果生地黃過多，有少數女性可能會造成腹瀉，這時加一些縮砂仁（分量約為生地黃的一半）一起煮，就能平衡藥性。

其實，黃連清熱的效果還是值得稱許，就連孕婦火氣大時都能使用，像是預防產前心跳過速、心煩失眠、憂鬱煩躁、唇乾口燥、皮膚乾癢、尿道發炎等症。孕婦平時使用水藥約一錢、粉藥約一克，可以讓大熱天火氣上炎的身心較為暢快，不會煩躁不安而能安心養胎。

當然，在使用中藥時，要注意「藥少力專」與「藥有偏性」這兩件事，效果不佳就須立即停用，或與中醫師討論是否有體質上未能明確的地方，才能真正達到改善的效果。

黃連外傷妙用

其實黃連或黃連解毒湯除了內服之外，還能用於外敷，對於紅熱脹痛的痘痘效果極好。另外，外傷不論是燙傷、蜂窩性組織炎、痛風，只要有紅腫熱痛的狀況皆可用。

但需要注意的是，用粉劑時為了避免生菌數過高，要將生粉先用熱鍋炒過，等冷卻後再敷。有傷口滲液者，則要待傷口結痂至痂落痊癒再敷用。

二、冬令嗑鍋進補，當心愈補愈上火

每年當氣溫直直落時，不僅來診所購買冬令進補藥膳的人變多了，我診所對面賣當歸羊肉湯的店家，也常出現大排長龍的景象。

嗜吃麻辣鍋，竟然腳潰爛！

治療實例

在我院內工作的李護士，可能在診所裡藥材看得多了，對藥膳進補並沒多大興趣；平時也受中醫觀念洗禮，知道要清淡飲食與清心寡慾，所以不會大魚大肉，也盡量少油少鹽。在和我共事的近四年時間，她都鮮少生病，身體比我還好。

真要說會影響她健康的，可能就是她要為四個小孩操煩，睡眠比較不夠。她也嗜吃辣味，像是對麻辣火鍋就興致勃勃；還有每次吃蚵仔麵線時，總是辣椒醬要下個好幾匙才覺得夠美味。

前幾天，她突然掛號看診。我本以為面色不華的她又是因為睡眠不足、口臭嘴破兼痔瘡發作。她平時就口氣有些重、雙唇稍乾，舌苔微黃而膩，臉色萎黃帶青，肝腎陰血較不足，肝膽火稍旺，這些都是肝疲勞典型的火熱症狀。

但等仔細看過後，我發現她這次可嚴重了。右足大拇趾第一趾關節紅腫潰爛，又癢又痛，而且，這才是症狀發生的第三天，居然就如此嚴重。

我滿腹狐疑地詢問她究竟是怎麼一回事，她說是因為近期天氣冷颼颼，所以她下班後就去吃麻辣火鍋，一週吃個三次就變這副模樣。第一天輕微紅腫熱痛時，原本以為是不是吃火鍋造成痛風急性發作。第二天就起水泡，今天還馬上變潰瘍，真是嚇壞她了。

前幾天我才看到新聞報導說吃麻辣火鍋會導致滿臉紅疹搔癢，而她現在的症狀還更糟糕。我說這沒處理好恐怕會變成蜂窩性組織炎，危險呀！中醫的工作人員都很辛苦，需要長時間走動或站立，下肢循環相對較差，如果尿酸高，再加上水喝得不夠，是容易發生足趾關節痛風。

像是李護士平時睡得少肝膽火較盛，有些口苦口臭的現象，並不適合吃溫燥的食物。而麻辣鍋屬於辛辣香竄，這種火熱之性比溫燥強盛許多，一個禮拜就連續吃三次，當然火毒指數急遽累積至破表，因此就腫痛潰瘍而出。

足部潰瘍治療前後圖請參考209頁

正確吃辣能防癌

相信在冬天，許多人也都像李護士一樣，愛大啖滾燙的麻辣鍋，讓身體暖呼呼，也一飽口腹之欲。

尤其是嗜辣的人，更是無法抵擋辣椒那種會讓人頭皮發麻、舌頭發燙的感覺。但是，辣椒對健康到底是利還是弊呢？

世界衛生組織曾經在《預防醫學雜誌》上數次刊登文章，告誡人們不要過量吃辣椒。

美國內布拉斯加州立大學醫療中心腫瘤研究所的甘尼特博士則說，辣椒內含有致癌的化學物質，但它又有防癌的作用，關鍵就在於吃的量。

從動物實驗發現，辣椒從腸吸收到血液中，再運輸到肝臟貯存，可成為有益的抗癌物質，但大量的辣椒素在肝臟內亦可破壞細胞，打亂細胞內的生化程式，變為吸收自由基[3]的成分，而有些研究人員認為自由基是致癌原因。因此辣椒素

3 人體新陳代謝產生的不穩定小分子，停留在體內會氧化健康細胞組織，促使細胞凋零。

是防癌還是致癌，取決於辣椒素在體內的含量，含量愈多毒性愈高，致癌機率隨之增加，絕對不能認為辣椒能防癌就大量攝取。

除此之外，根據流行病學調查，過量的辣椒素可能導致神經損傷、胃潰瘍與痔瘡的發生，嚴重時甚至會引發結腸癌。

瘦子不適合多吃辣椒

從中醫的角度來看，辣椒性熱、味辛，具有溫中、散寒、開胃、消食的功效，但陰虛火旺及患咳嗽、目疾者忌服。

《藥性考》也說：「多食眩旋，動火故也。久食發痔，令人齒痛咽腫」。一般來說，瘦的人對於吃辣這件事要特別注意，因為脾虛而瘦的人，胃腸耐受度不佳，食用過量會引發急性腸胃炎。

如果是陰虛火旺而瘦的人，所謂「瘦人多火」，平時會有咽乾口苦、面紅目赤、頭重腳輕、煩躁易怒、心煩失眠等症狀，**過食辣椒更容易上火、傷陰耗氣、火上澆油，引發熱症、炎症，甚至潰瘍出血。**

而胖的人，如果容易大汗出、體味重、大便溼黏、小便黃臭、臉上皮膚粗糙，或有許多疙瘩，雖然體質耐受度較佳，連續食用也會引發諸如痛風、痔瘡出血、高血壓等。

在寒冷的冬天，難得三五好友聚餐圍爐，萬一大夥都愛麻辣鍋這一味，為免掃興，也避免自己火毒上身，先煮一壺蒲公英涼茶備著，帶去喝，可以適時化食毒，清熱毒與消惡腫，就不會發生像我們診所李護士那樣嚴重的瘡毒。

蒲公英涼茶

材料：蒲公英 5 克，薄荷 1 克。

作法：**1.** 將蒲公英、薄荷沖洗後備用。
2. 將水 500C.C. 煮至滾後轉小火。
3. 放入蒲公英先煮 15 分鐘之後，再放入薄荷煮 1 分鐘。
4. 關火濾渣後，加入適量冰糖即可飲用（口乾燥熱或皮膚發炎者不加冰糖）。

功效：清涼解熱，消腫除瘡。

三、正確喝薑湯，才不會冒痘痘

治療青春痘算是中醫的強項之一，只要用藥方針準確，少有無效的。我也自認是這方面的高手。不過，太過自誇有時還是會踢到鐵板。

青春痘不止忌辛辣，辛溫的薑也要注意

治療實例

記得去年十月，有位心理師因額頭與兩頰長滿中間帶有小膿頭的小紅痘而來看診。起初用粉藥治療效果不甚理想，委請暫改湯劑試試，一試大好，心理師展開笑容，我也暗自竊喜。不過還是提醒她，千萬不要天氣一冷，手腳冰冷，就想要補一補或吃麻辣火鍋，凡是一切辛辣之物都要忌之。

心理師笑著點點頭回去了。好景不常，她在十一月的某一天回診，當天氣溫不到二十度，我一看到她時嚇呆了，她滿臉通紅，痘大而脹，膿黃欲出，簡直是

大爆發。

我自問用藥應該是沒問題，問她是不是吃補或麻辣鍋，她直搖頭；是不是去泡溫泉或洗高溫熱水澡，也搖頭。這下我也沒轍了，找不到原因。

後來我想到會引發過敏的蔥，問她吃很多蔥嗎？她說沒有，但這兩天有喝一大碗薑湯，而且還是媽媽煮的老薑湯。啊！罪魁禍首找到了。

說實在的，學中醫或是看中醫，還真要能舉一反三。

我說要忌辛辣，只講到最辛辣的麻辣鍋，沒提到辛溫的薑湯，患者也沒有想到薑湯喝起來也很辣很溫暖，都是熱性食品。生薑如此，更何況是老薑，難怪一發不可收拾。

此刻只好先開三天的黃連解毒湯，先解火毒，待病況緩解後再繼續調理。

風熱型感冒不能喝薑湯

從上面的例子看來，大家或許會對兩件事感到疑惑。一、什麼時候喝薑湯祛寒有效？二、怎麼喝才不會讓痘痘大爆發？

大家都知道在外吹風或淋雨後，趕緊喝一碗熱呼呼的薑湯可以祛寒送暖，預防感冒。重點是，有個條件是要「趕緊喝」。

如果超過兩小時，或是已有咽痛、發燒、唇紅、口乾，喝大碗薑湯不但沒效，反使扁桃腺嚴重發炎，甚至短時間內喉嚨馬上「束起來」，說不出話來，鼻涕也會由水狀變黏稠甚至黃黏。如果是汗流不出來，頭痛或全身痠痛，此時也只能刮痧，不能再喝薑湯。

簡單說，薑湯只有在還沒感冒又覺得冷時才有效，是屬於預防的效果。等到真正著涼了，就算是風寒型的感冒（有全身發冷、鼻塞、流鼻水、頭痛等症狀），再喝薑湯也緩不濟急。這時倒是可以試試蔥白湯。

若是風熱型的感冒（出現發燒、流鼻涕、喉嚨痛、卡黃痰等症狀），喝了熱性的薑湯反而會火上加油，讓情況變得更嚴重。此時可以用金銀花、連翹、牛蒡子等屬性溫涼的藥材，驅散身體的內熱來治療感冒。

薑湯正確喝，就能避免引火上身

其實蔥薑蒜都是辛香之物，蔥蒜也都有「發」與「生」的作用。修行者忌五辛，是擔心這些食物會引發淫穢的念頭，或是生化身體穢濁之物。臨床上則對於皮膚紅赤、略微搔癢的過敏型青春痘會有引發的現象。

若要養生也不能多食，因此古代醫家就有「五辛最臭，不可食，損性伐命，莫此之甚」，以及「多食傷肺、脾、肝膽，生痰助火昏神」的記載。

而薑雖非五辛之忌，又能溫中止嘔，溫肺散寒，是中醫藥用頻繁的食品。但生薑為辛中帶溫，老薑為辛中帶熱，會讓發熱或發炎的皮膚反加嚴重。

對於有痘痘的人，也不是不能喝，只要記得兩個原則，一、要生薑不要老薑；二、要將一碗分成三次喝，而不要一次喝完。先喝一些些，隔半小時再喝一些些，待沒有明顯口乾的症狀，再把其餘喝完，就比較不會引火上身，又能祛除寒邪，避免感冒。

若喝了薑湯，皮膚發癢或青春痘惡化怎麼辦？來不及看醫師時，可以先用薄荷來解。薄荷為辛涼之品，《用藥法象》提到：「清頭風，除風熱。」能治療皮膚表面的熱病，也是食品級的中藥。利用薄荷的辛涼，來平衡薑之辛溫。

不過須注意的是，不論是薑或是薄荷，只要是「辛」，即具有辣或涼的刺激感，或是切開搓揉就有味道的食物，都不能單用過多，使用過久。

但是在炒菜、煮魚、煮湯等烹調時放入薑絲或薑片，都不用過度擔心，因為在比例上，薑的分量還是比較少的。只要薑不是主角，都是安全無虞的。

用藥必須明白藥性，清楚藥理，遵守宜忌，才不會愛之反害之。薑是好物，只要記住，有面熱、口乾、唇燥、手掌心熱、發炎、有膿、瘡口、腫硬等情形勿用，貧血、皮膚乾燥、手足乾裂也要小心使用，就不會有後遺症。

四、抗老，從戒甜食開始

心情低落或壓力過大時，許多人喜歡用享受甜食來排解。覺得吃了甜食不但能讓人心情愉悅，感覺一切順心如意多了。可是，吃過量甜食不但容易發胖，聽說還會老得特別快。究竟這是危言聳聽，還是真有其事？

仔細觀察有糖尿病的人，這些病患與同齡者相較，皮膚較偏黃也較乾燥，外表看起來的確也較顯老。根據研究，血糖過高會改變皮膚角質結構和彈性，容易導致面部產生皺紋，皮膚黃乾、髮白而灰，看起來未老先衰。

我有一位遠親，從小就愛吃甜品，幾乎將飲料當水喝。在十六歲時，為了可以常喝飲料而到飲料店打工賺外快，在十八歲時因暈倒被檢查出罹患後天第二型糖尿病（又稱成人型糖尿病）。

在這樣花樣年華的年紀，他看起來卻皮膚枯黃、頭髮毛燥、唇色不華、眼白濁赤，一副沒精神的老態。想到他還要與糖尿病對抗一甲子，就令人惋惜。

掉髮、骨質疏鬆，都是愛吃甜食惹的禍

對於甜食，中醫在數千年以前就曾提醒「多食甘則骨痛而髮落」，說的就是愛吃甘甜的人，容易骨節痠痛，甚至明顯掉髮。

這種原本在更年期以後才會發生的症狀，會因過度嗜吃甜食而提早報到。古人其實是觀察入微的。透過「脾屬土、腎屬水」五行相剋的道理，發現甘味會入脾，也就是消化系統；而「腎主骨其華在髮」，因為「土剋水」，所以如果吃甜食過度，就會造成骨弱而髮落。

從現代醫學角度來看，甜食在體內代謝過程中會產生大量的酸性物質，並刺激雄性激素上升，導致油脂分泌過多，阻塞毛囊而導致掉髮。

再者，甜食所產生的高熱能，同樣也會使汗腺、皮脂腺分泌旺盛，阻礙毛囊的營養供給，而引起掉髮。

根據統計，美國愛吃甜食及油炸食物的人，比少吃甜食及油炸食物的人，掉髮的比例高出百分之五十！另外，甜食不但會產生飽足感，影響對其他富含蛋白質、維生素、礦物質和膳食纖維食品的攝取，產生營養不良的肥胖體質，還會造成多種維生素和礦物質過度消耗。因此，愛吃甜食會造成缺鈣、缺鉀等營養問題。美國與日本營養學家皆認為，愛吃甜食的孩子骨折率較高。

紅糖營養價值高

其實，甜食真正讓人老得快的因素，除了吃得過甜之外，還有另一個嚴重的問題就是吃錯糖。上述所談的「糖」，多數是來源於沒有任何營養價值的精緻白糖、天然甜味劑或是人工甜味劑。

葡萄糖是神經的營養來源，適量的好糖，能夠供給中樞神經能量，維持良好的基礎代謝，讓身體健康，保持青春。

未經過精煉的紅糖，保留了較多甘蔗的營養成分，其中不僅含有可提供熱能的碳水化合物，還含有人體生長發育不可缺少的胡蘿蔔素、菸鹼酸、核黃素，以及微量元素錳、鋅、鉻等各種元素。具有補充體力、增加活力的特點。

此外，紅糖的含鈣量是白糖的十倍，含鐵量是白糖的三·六倍，更是比起其他代糖具有更高的營養價值，所以紅糖（或黑糖）又有「東方的巧克力」之稱。

在古代，中醫則認為紅糖具有益氣養血、健脾暖胃、驅風散寒、活血化瘀之效，特別適合產婦、兒童及貧血者食用。

像是寒流報到，為避免受寒、手足凍傷、皮膚乾燥，將薑湯與紅糖搭配是最適宜的組合。年老體弱或是大病初癒者，也可以紅糖溫補療虛、散瘀活血，利腸通便；**孕婦產後氣血大失、體力透支，也可在產後的一週內喝一些紅糖水，促進**

產後體力恢復，子宮收縮復舊，惡露排泄和乳汁分泌等，對新產媽媽保持產後肌膚的美麗，有很大的益處。

麥芽糖有益腸胃

當然，如果談到治病的甜食，適量的麥芽糖對腸胃有很大的幫助。「小建中湯」是中醫相當有名氣的方子，是由治感冒的「桂枝湯」多加一些芍藥，再加大量的麥芽糖（飴糖）變成的，對胃口不好，常肚子痛，又怕吃苦藥的小朋友來說是一大福音。所謂「甘入脾」，脾又主肌肉，平常用一至二克的小建中湯保養，不僅小朋友的胃口會變好，免疫力會提升，肌肉也會Q彈、面色紅潤。

因此不論大人小孩，只要吃適量的糖並且吃好糖，能治病也兼能保養，不但不會老得快，還能永遠保持心情愉快。

五、愛吃重口味，看起來老十歲

在看診時，我總會叮囑患者吃清淡些，這樣對心血管、胃黏膜與腎代謝的負擔會比較小；此外最好養成喝水的習慣，不要喝飲料，但病人的反應，都是說喝水沒味道或是水很難喝。

臺灣的自來水的確是不太好喝，有淡淡的氯氣與銅銹味。不過，現在幾乎家家都裝有水質過濾器，早已大幅降低或是去除水中的不良物質與味道。

水不好喝，大部分還是出自於味蕾對味道的感受力下降，必須接受強刺激才有味覺感受。現代多數人都已經攝取過多的鹽分而不自知，而慢性病也隨著鹽分悄悄地跟隨著你，與你相伴成長。

····皮膚是健康的晴雨表····

中醫始終以預防醫學的角度，來避免疾病發生，所借重的是身體訊息的變化。所謂「內有故必形之於外」，就是指當體內已出現變異，身體外在也必定有一些變化可供參考。

例如，要知道自己是不是吃得過鹹，絕對不能等到身體出現高血壓或腎病變才吃藥控制。**當發現皮膚愈來愈乾燥如枯葉，手掌心掌紋乾如刀切，就要檢視吃的東西是不是過鹹了。**

現在皮膚乾燥的年輕人也不少，隨著火鍋店的蓬勃發展，一年四季都可邀集三五好友一同到火鍋店聚餐。吃火鍋要沾沙茶醬或是醬油，為了要口感與刺激味蕾，重鹹就難以避免。

因此，不少年輕美眉，不管再怎麼保養，臉皮就是不夠透亮Q彈，卸妝後看起來馬上老十歲，就是因為長期飲食重甜、重鹹、重辛辣所致。

簡單地說，皮膚是人體最大的器官，擁有人體較大的表面積。由於廣泛覆蓋，加上暴露於外，要保持嬰兒般的膚質原本就不易。如果沒有想辦法維持住身體基礎運化與代謝，那麼皮膚就會像身體健康的晴雨表，顯現身體的營養和水資源的運用情況。

常吃重口味會讓味覺麻痺

前一陣子有兩位許久未謀面的朋友來找我，這兩位在同一家建設公司上班，一位是工地監工，一位是室內設計師。

這位監工因為在工地奔走，一方面要與工人搏感情，另一方面要周旋在商家與公司之間，因此保力達B、抽菸、咖啡、通宵達旦等時常伴隨著他。因為經常嘴破口乾、痔瘡便祕、手掌乾燥脫皮來找我，我就順道請他們來家裡吃個便飯。

一開動沒多久，他們兩位就異口同聲地說，這菜是不是忘了放鹽巴，湯的味道也淡了許多。這個畫面停留在我腦海中好一陣子。

過了一段時間，他們倆帶我去吃一家知名的大腸麵線，麵線裡有肥美的蚵仔與大塊的豬腸，我一看到就食指大動了起來。第一口吃下去的味道真是好，就是有點鹹；等到吃了第三口，我就吃不下去了，直想喝水。而他們兩位津津有味地吃完後，還稱讚連連。

不久，我的設計師朋友看到監工治療的效果不錯，也想要利用中醫來調理身體。我對他說：「你終於來啦，之前看你冬天手掌也乾到快裂開，兩唇皸裂到有些脫皮，眼睛也因為乾澀而常眨動。再看看你們吃的東西，就知道有問題，我只是不好意思說罷了。」

我再進一步解釋道：「你的情況不同於監工的胃火熾熱、腸火燥結的乾，而是水喝得少又吃太鹹。你大部分時間是坐在辦公室，不像他常在戶外走動會曬太陽；而且你也沒抽菸喝酒與熬夜，面色黃乾不紅、口不臭、脈搏跳得不快、舌不紅、苔不黃，眼瞼還看得到有點白色。是屬於血虛體質，或許還有貧血；加上又吃得如此重鹹，難怪身體保水功能嚴重缺損，整體看起來比我老得多。勸你還是跟我一樣吃清淡些、多喝水比較好。」

吃太鹹會傷腎傷心

《黃帝內經．素問》的〈五臟生成篇〉曾提到「多食鹹則脈凝泣而變色」以及「鹹走血，血病勿多食鹹」兩句話。

這兩句話提示了兩個狀況。第一是，心主血脈，心臟機能不佳的人，過食鹹味的食物後，大量飲水，會使得心臟無力運送水分，造成水腫與血液循環不良，引發高血壓；而過度堆積的水分及鹽分，也同樣會產生水腫情況，增加腎臟代謝負擔，提高罹患腎病的風險。

另一個情況是，重鹹又不愛喝水，高鹽、高鈉、高鉀，會影響腎臟血管收縮，造成腎絲球過濾率（GFR）下降，影響腎功能。在此之前，還會先讓血液濃度上升，形成中醫所謂「痰瘀血澀脈凝滯」的現象，使末梢循環變差，皮表保水功能遲滯出現乾枯老化的現象。

過食醃漬物會影響血液循環而使手麻

記得曾有一位患者因手麻來求診。他身形乾瘦不高，面色黝黑帶黃，皺紋滿布、兩頰削陷、面容憔悴、兩眼無神。把脈時手一伸，只見他手指乾硬如枯枝，手背皮緊粗糙色灰黃、手掌皮厚不潤而乾，顯得相當不靈活，如枯枝老葉般。

他一個人住，退休後幫忙做資源回收，只吃午晚餐，經常吃泡麵，或是吃飯配一些醃漬食品如豆腐乳、醬瓜等。沒有喝水習慣，小便次數也少，尿色偏黃，還兼腰膝無力、腰脊痠軟難當。

這明顯是脾腎陰虛的症狀。脾主肌肉與四肢，如果脾沒有吸收足夠的水分，又吃過鹹，使得四肢血循受阻，會形成上述的「脈凝泣而變色」，及血病手麻。

腰為腎之腑，又為水臟，鹹味雖然入腎，但需適當的水與少許的鹽才會入腎。例如**吃六味地黃丸時，可以加一些淡淡的鹽巴水，以引經入腎**。如果水量不足而過鹹，就不是入腎而是傷腎；若再加上年齡老化、腎氣虛，就會形成腰膝痠軟無力的腎陰虛虧。長此以往，恐怕不僅手麻難以治療，還會形成實質腎臟病。

我建議他晨起先喝五百 C.C. 開水（冬天則要喝溫水），不要吃醬瓜、泡菜、鹹菜，臘肉等方便食物，午後與晚上，也記得要喝水，這樣配合病才治得好。

鹹能軟堅，不能完全不吃鹽

均衡是很重要的。雖說不能吃太鹹，但也不能吃太淡。

鹹的東西除了能維持鈉鉀離子平衡與身體機能運作正常外，中醫還提出鹹具有預防與治療疾病的功效，例如「鹹能軟堅」，所謂的軟堅，是指消除身體凝塊如甲狀腺腫、淋巴結腫、宿便、皮膚硬癤，或血液中黏稠物質，如血脂、血栓，因此生活中不能沒有鹽分。

適當吃一些海藻、海帶、昆布等海中食物，可以預防腫塊或腫瘤發生，還能改善便祕。只要一點鹹，身體會讓你過得很悠閒，從此不再煩惱健康大小事。

在這裡也順便提一下，鹽具有很好的吸熱效果，燙傷的時候馬上用鹽敷來吸熱，可避免高熱迅速進入真皮層，引起嚴重灼傷。只要燙傷處沒有傷口並立即以鹽外敷，大約二十分鐘後就能解熱、不起水泡，也不會留下疤痕。

六、吃參看體質，若補錯氣反上火

中藥治病取自天地萬物，《本草綱目》所收錄的約有一千八百九十二種，中醫師常用者則約兩、三百味，而一般民眾所認識的中藥則寥寥可數。

但一談到補氣，大家必定都會想到鼎鼎大名的人參。舉凡疲勞倦怠、精神不濟、體力過耗、容易感冒、大病初癒、胎前產後等，都是人參的應用時機。

既然補氣是人參的主要特性與作用，利用人參補氣的偏性來糾正身體虛弱的偏性，應該是用藥上最正確的判斷與思維，但是為什麼有些人明明就是虛弱，吃了人參後，虛還沒補到，卻先口乾舌燥了呢？

吃參也要看體質

回答這個問題之前，要先瞭解一下關於參的淺知識。

參其實分很多種，以功用而言，有補氣的人參、活血的丹參、滋陰的玄參、潤燥的沙參、清熱的苦參。

補氣的人參是蔘品中種類最多、應用最繁雜的藥物。以顏色來分，有白蔘、紅蔘；以產地來分，有韓國高麗蔘、美加粉光蔘、大陸吉林蔘與日本東洋蔘等；以補性來分，有熱補的高麗蔘、溫補的粉光蔘、平補的黨蔘與益氣生津的太子蔘。

基本上，只要是補氣類的中藥，都有提高人體免疫力、強化臟腑機能、促進新陳代謝、升高體溫的功效。就像是當電池快沒電，手電筒不夠亮，只要趕緊充電，燈泡就能亮起來。補氣的藥材就類似人體充電器的效果，能給予身體能量。

補過度，就像穿棉襖吃火鍋

治療實例

我有個病人，是位酷愛中醫的先生，曾經考過中醫師檢考，有機會來看診時，就會與我探討自己保養用藥的心得。

體型壯碩的他，只要工作繁忙便會買點黃耆、黨參、紅棗補一下。

他總想試試傳說中有「奇效」的高麗參，只是礙於價格而作罷。有天他終於狠下心買了三兩高麗切參，一次一兩配一隻雞腿食用，連續一週三次吃完，卻換得唇腫口乾牙齦痛，排便還有些困難。

經過一陣子，他又想補一下，聽說粉光參是涼補，於是又買了三兩，這次夫妻倆一起吃。大約十天吃完，感覺還是口乾舌燥、晚上睡得不安穩。不過他太太倒是覺得精神許多，接著兩週後月經來比較沒有經痛腹瀉。他問我，怎麼兩人情況會差那麼多！

中醫有句話叫做「氣有餘便是火」，意思是氣太多、太擁擠了，就會有火象產生，有點像整個房子門窗緊閉不通風，人們又在裡頭吃火鍋，雖然剛開始覺得暖和，時間一長就會感到悶熱了。

那位先生體型壯碩，整年就像是穿了一件厚棉襖。而他太太，體型瘦弱，一副弱不禁風的樣子。同樣是粉光參，先生吃一點是補氣，再多吃一些就提氣上火。這跟穿棉襖吃火鍋是一樣的道理，吃一些暖和，再吃一些悶熱，吃多就上火。

也就是說，粉光參是補氣藥，與高麗參相較是偏涼補，但並不是真正的涼藥。

「補」就是加油、充電、增加能量，但如果補得過度就會冒火。粉光參對他太太來說，恰好是補先天之不足與後天之失調。而她先生有脂肪護體，無須補氣過多。所以，以他們夫妻倆來說，如果體重是二比一，補氣藥就需以一比二的相反比例調補為佳，才不致過度。

性急易餓的人慎用參

而且，也不是所有瘦的人都可以吃參。如果個性急，又很容易肚子餓，即便是瘦也要小心。《中藏經》說：「性急者脈急」，脈急表示心跳快，心跳過速有時會令人感到心悸不安。

容易肚子餓，在中醫叫做「消穀善飢」，胃就像焚化爐一般，食物一進去就消化代謝掉，變成能量或熱量，是胃火熾盛的一種體質。甲狀腺機能亢進的患者就有些類似這種現象，會神經亢奮、心悸、怕熱、逐漸消瘦，但又容易疲勞。

這樣的人，要吃參就要量少，最好加一些去心的麥門冬滋陰降火一下，以免口乾唇燥裂。或是用三錢知母、一兩石膏（先煮一小時），加兩錢黨參即可。千萬不可自行使用高麗參峻補[4]，粉光參亦是酌量為妙。

上火唇燥治療前後圖請參考209頁

4 指當氣血大虛、性命垂危時，用強力補藥治療。

成人與孩童的用參法不同

一般來說，**大人虛寒吃高麗參，小孩虛弱吃粉光參或太子參，小毛病之人則吃黨參。**

所以，大人疲勞無力，可以使用高麗參補養，但失眠多夢、血壓偏高的心火旺盛，與口乾苦臭、體熱汗出溼黏、大小便黃臭的肝胃溼熱就不宜。

小孩子容易感冒咳嗽，可以用粉光參粉配川貝粉養氣潤肺化痰，但發燒與咽喉疼痛時必須停用粉光參。

老醫師常說：「補法最難」，因為補就像兩面刃，就如同「水能載舟亦能覆舟」般，是需要經驗拿捏得當，才能達到救急救命的目的，而一般民眾僅知中醫之補法，而不知尚有他法，如果把所有不健康當虛補之，恐有愛之反害之，愈補愈大洞之虞。

七、拔罐＋滑罐，小心變成犀牛皮

擁有嬰兒般細嫩的肌膚是每位女性畢生的願望，為了實現這個夢想，細心地呵護與保養每一寸肌膚，可以說是女性朋友每天必做的工作。

身為男士的我，從小看媽媽到婚後的太太，這種刻板印象幾乎一直深植在我的腦海中，直到為一位二十八歲的小姐針灸後才改觀，只因她深信拔罐能治痠痛而間接犧牲了漂亮肌膚，對懂醫的我來說實在是太可惜了。

治痠痛不一定要拔罐

治療實例

這位氣質出眾的小姐是留美的碩士，父親是一位公司的大股東，很重視健康，與母親三人一年健康檢查的費用高達近五十萬。

她長得清新可人，臉上肌膚也光滑細緻，但奇怪的是，她連夏天都穿長袖外衣。她因為常態性的頸腰背痠痛來找我看診，說這情形已經有非常多年了，中西醫都看過了。她問我診所裡有沒有幫人拔罐，我說拔罐很簡單，自己請家人拔就可以了，我的治療方式是吃藥、針灸與調整骨架。拔罐是治標，吃藥是治本，兩者不同。

這位小姐一聽到我拒絕她的要求，要她回家自己拔罐時，看起來有些不高興。我趕緊解釋，經常拔罐對肌膚傷害很大，而且還會色素沉澱，不好看。我可以不用拔罐，也能治療妳的病痛，妳可以試試。

於是，她才比較理解地接受治療。

在整骨完後，緊接著就是進行背部針刺治療。待她頭髮一撩起，我就嚇了一跳，赫然看見她脖子上有六個黑褐色的小圈圈。

當衣領再往下拉後，我更吃驚，她的兩肩與上背，有四條又粗又寬的暗褐色色斑，還隱約可見幾個大圈圈，還有手臂、腰部的情形也是一樣。這些部位的膚色相較於腋下兩側明顯暗沉，連毛細孔都粗大許多，應該是有多年的歷史了。她身上這些粗糙的皮膚跟臉部的細嫩比起來，簡直是分屬於不同的兩人。

我不忍心告訴她，她的皮膚狀況有多嚴重，只問她是不是經常滑罐。她說大約從十五年前開始，每年會有三個月請上海中醫師來臺灣拔罐，一個月拔二到三次，父母也都有做，一整套以火罐的方式進行約六十分鐘，平常痠痛時會請人刮

痧或拔罐約十五分鐘，

聽完後我建議她，有很多方式可以治療痠痛，不一定要拔罐，而且最好是少滑罐。

拔罐力道深，要考慮皮膚耐受度

中醫說「不通則痛」，不論是氣不通的氣滯，或血不通的血瘀，都會造成局部組織循環不良，致使細胞所產生的廢物，或是組織所受損傷，不能夠被及時處理，日久就會產生身體病痛。若只是以復健牽引（如：拉脖子），打消炎止痛針，或是服用肌肉鬆弛劑的方式處理，都只是緩兵之計。

氣血不順就像是消防通道停滿車或堆滿雜物一樣，留有小通道時雖然能通行，卻會造成多數人的不便。就像是身體會產生的一些小毛病般，雖然不太礙事，但多少也會令人覺得不舒服。一旦生場大病，就會如同火災發生或是有人要急救趕路，卻無法通行，只能火燒屁股，等著情況惡化。

此時，打消炎止痛針就好比是趕緊請一些壯丁清除雜物，殺出一條血路，問題暫時解決，待救難的人一離開不久，大家又開始重堆雜物，故態復萌。

而中醫調養則像是教育大家把雜物搬走，不要再堆東西或亂停車，以免舊事重演或愈演愈烈。拔罐的方式比較激烈一些，就像請推土機把局部壅塞的道路直接清空，讓人車恢復一段時間，不過就是會造成一些破壞，留下一些缺失。

因為，拔罐的原理是「先破壞再建設」，不論是利用真空吸吮的方式拔罐，或是使用密封罐（如強化玻璃罐）點火的拔火罐，都是利用空氣減少的負壓，將皮膚吸起，使皮下血管遭破壞，讓新血能夠到達被破壞的區域重新修復組織，來達到治療效果。

在破壞的過程中難免有損傷，不僅循環不良的血管被破壞，最表層的皮膚也會受到一定的壓力。當皮膚比較細緻，耐受力不足時，會出現瘀紫，造成發炎，甚至起水泡或血泡。如果反覆發生，皮膚就會產生色素沉澱，毛細孔變得粗大而難以恢復原狀。

其實，拔罐和針灸類似，都具有疏導經絡、活血行氣、化瘀止痛的效果。

不同的是，針灸針孔小傷害也小，但療效大，而拔罐範圍大，破壞力也大，若再加上滑罐，所經之處，雖有去瘀生新、緩解疼痛的效果，但如果沒有依據體質虛實、皮膚厚薄、病況深淺、疾病新舊來進行，反而讓疼痛不能痊癒，卻留下斑斑痕跡，影響皮表肌膚的美觀。

拔罐的使用若能恰到好處，絕對是緩解病痛的好方法。拔罐時，需注意兒童、少女、貧血者、體弱者與大病初癒者，表氣弱、筋肉緩、血不運的病理狀態，就算有慢性瘀痛，都只能以小小負壓，略感緊繃的程度來施行，切勿毛躁行事。若產生皮膚傷害，如燒灼感、表皮損傷，或是體力虛弱、暈罐、昏厥等，就應該立即停止。

記住，拔罐以一週一次，一次十分鐘為限，以按壓阿是穴[5]為重點，相信疼痛遠離時，美麗肌膚還是能留住。

5 指感到疼痛或異常的部位，非特定經絡穴位。

肩頸痠痛速療穴

穴位

1— 曲池：彎曲手肘，在手肘橫紋外側端。介於肘橫紋外側端的凹陷處，與大拇指側端的交接點上，按壓時會有痛感。

2— 曲澤：肘關節內側的硬筋與肘橫紋的交接點處，按壓時會有痠痛感。

3— 小海：彎曲手肘，在曲池與鷹嘴凸（手肘後面骨頭最突出的地方）之間凹陷處。

4— 少海：彎曲手肘，在手肘橫紋最內端（小指側）的凹陷處，按壓時會痠麻。

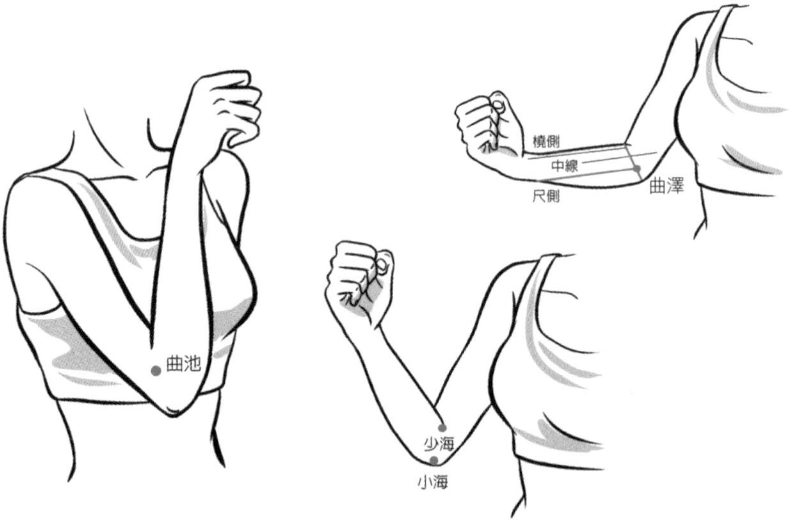

方法

1— 以敲擊的方式，輕輕敲打以上四穴。頸肩痠痛時敲打這幾個穴位會相當痠痛，需以能忍受為度。

2— 敲打時，配合輕柔的旋轉與牽拉緊繃痠痛的肩頸，數次之後即可放鬆肌肉。

八、晚睡晚起，美容覺這樣睡就錯了！

有一陣子綜藝節目流行請網路正妹到節目中教授超級化妝術，幾乎每個人素顏後的臉龐都令人咋舌，不是眼睛小，兩隻熊貓眼，臉上疙瘩多，就是臉色蠟黃，化妝前後落差之大，直教人夢想幻滅。

接著又有媒體喜歡捕捉明星素顏照，甚至還推出女明星素顏驚嚇指數。幾乎被評論的都有臉色蠟黃的問題，可見得能夠真實展現出自然美的女明星或正妹真的不多，而其原因大多可歸咎於睡眠問題。

‧‧‧‧睡得多但臉色仍差，就表示沒睡好‧‧‧‧

睡眠也是我經常叮嚀病患要注意的事情。

每當我看見年輕女孩失去原有的皮膚光澤，讓原本應該黃中帶點紅光的光亮氣色蒙上一層灰氣，我就會反射性地說：「妳睡眠不正常喔！」而患者多數都會回道：「我有睡飽。」

但是，大家都誤解「睡飽」的真正意義了。如果有睡飽但臉色仍不好，就表示沒睡好！

有病人會說：「我每天都睡八小時以上，有時還會睡到十二小時。」還有人說：「我很好睡也不太做夢，只是晚點睡，不過睡的時間夠，從凌晨三點睡到早上十一、二點，覺得睡不飽就會再睡到一點。」

這時，我就會告訴他們：「睡到十二個小時就表示睡眠品質不好，所以才需要睡那麼久，真正睡得好，只要睡六到八小時就會神清氣爽了，這種情形不是失眠就是多夢，再不然就是熬夜晚睡。」

‥‥超過十一點睡就是熬夜‥‥

其實，只要超過十一點睡就是熬夜，久了臉色就會差，不管睡多久都一樣。

中醫是講究自然的醫學，如果想要少生病、要活得年輕、要容光煥發，就要順天而活。人是日行性動物，太陽出來要開始活動，太陽下山要準備休息，如此身體就會以最舒適輕鬆的方式運行。

特別是中醫講「肝主色」，晚上十一點至半夜一點是肝血歸經與被動式（不耗能）解毒的時間，如果晚睡或是從事活動過度虛耗體能，就會肝擾而色變。

黃種人標準的氣色是「紅黃隱隱，明潤含蓄」，就是黃中帶紅有點透亮的意思。晚睡晚起，即便睡得夠，但如果在該休息時勞動，該活動而不動，都會讓黃中帶亮的美麗膚色蒙上青灰。

那些值夜班的人幾乎都是臉黃而乾。最不好的就是輪夜班的工作，老是在適應時差，生理時鐘亂七八糟，不但沒辦法好好睡，臉色更是會青黃而暗濁。

如果熬夜工作、體力透支是為了生活，有不得已的苦衷，或許也只能咬牙苦撐，顧不上面子問題與身體健康。

但是許多年輕人是為了享樂，讓夜間活動愈來愈頻繁，這就是自作自受了。就有教授調侃地說，不知何時開始，熬夜似乎成為許多大學生必修的學分。因此所種下的因，也讓高血糖、高血脂、高血壓三高提前向年輕學子報到。

曾有某大學在學生健康檢查時發現，有三高的學生日益增多，校方便提出住宿生必須在晚上十二點就斷網睡覺，用電低於平均值的寢室還能獲得禮券。此舉不但能省電，還能獎勵學生健康生活。不過年輕人可不這麼想，抱持著狂歡三天不睡再補它三天睡眠，三天後又是一尾活龍的想法，就這樣，年輕的臉龐即便面如黃土，眼眶如碳，也不以為意。

三十歲後，開始償還健康債

或許，年輕就是本錢。但到了三十歲之後，你以前欠的「健康債」，身體就會開始要你本利一起攤還了。

最明顯的代價，就是你每天照鏡子時要面對自己不敢見人的那張黃臉。如果不改善睡眠品質，再加上還要承受工作、婚姻、家庭等諸多壓力，不但會讓健康每下愈況，那張枯黃的臉更會令人不忍卒睹，即便擦再多保溼、美白、乳液等保養品，也都難以發生作用。

反觀明星潘迎紫的不老傳說，其中一項養生之道，就是人體要順從自然變化的規律，「早臥早起，廣步於庭」，中午小憩片刻，給大腦「充充電」，使人精神飽滿，頭腦清醒。因此七十多歲的她，不上妝也能大方出門，展現自信的容顏。

不想讓臉部萎黃枯槁，又想讓自己人老不顯老，那麼，就不是睡得飽就好，還要睡的時間恰恰好。

舒眠藥浴湯

材料：當歸、川芎各 9 克，益母草、艾葉、香茅各 15 克，玫瑰花 30 克。

作法：**1.** 將上述藥材磨粉備用，使用時於浴湯中加入 50 克藥粉。

2. 或用原藥材煮 10 分鐘濾渣後，加入浴湯，如要美白可加入鮮奶一大罐。

功效：可鬆筋舒眠，潤膚美白，使肌膚滑潤細緻。

注意：**1.** 水溫控制在 38 至 40˚C，浸泡約 30 分鐘。

2. 發炎、皮膚病、心血管疾病須諮詢醫師，月經期間勿用藥浴。

九、瘋減重，當心減了體重老了皮膚

保養品可以勉強避免肌膚的老化，卻防止不了脂肪的堆積。既然外「消」不成，只好減少庫存，儘可能減少脂肪的攝取。

但是，想要維持穠纖合度的美妙身材可不容易，想要減少油脂攝取又需達到健康標準更是不容易。一不小心恐怕皮膚乾燥，皺紋增多，減了體重卻老了皮膚。

Hold住了體重，卻留不住肌膚的彈性

女性的肌膚之所以比男性來得柔嫩光滑細緻，主要來自於皮下脂肪含量比較多（皮下脂肪也是維持胸部形狀、彈性、圓潤、光滑的主要功臣之一），還有真皮層的膠原蛋白與玻尿酸的強力保水作用。當這些物質減少，就表示人體正在老化。

另外，女性荷爾蒙也是維持漂亮肌膚的重要元素之一。女性荷爾蒙的來源是脂肪，如果為了減重而過度減少脂肪攝取，會造成皮下脂肪萎縮，如同更年期的皮膚般產生皺紋。

整體來看，皮膚基本組織分為上層表皮、中層真皮與下層皮下組織。當過度減脂使下層皮下脂肪萎縮，中層的膠原蛋白纖維、彈性纖維與玻尿酸也會隨之減少，皮膚組織就會日漸失去光澤，沒有支撐力、凹陷、鬆弛皺皮、產生黑斑或蠟黃，看起來至少老了二十到三十歲。

從中醫的角度看，陽氣是生命的根本，如果沒有陽氣，人就是一具冰冷的大體。陽氣也是維持體溫與臟腑運作的基礎，這基礎來源就是熱量的取得與消耗。而人體熱量是來自於醣類、蛋白質與脂肪，消耗順序則是醣類優先，依次為蛋白質，最後為脂肪。

適當減少脂肪攝取，能有效減少難以被消耗又容易堆積的脂肪。然而如果過度減脂，恐會造成熱量不足，如體內沒有藉由飲食攝取足夠的三酸甘油脂，又無足夠的醣與蛋白質，肌肉中的蛋白質會被分解，肌肉變少，皮下的膠原蛋白也會流失，使皮膚老化，看起來乾扁無光澤。

調理脾胃，才能擁有「好面子」

人「有胃氣者生，無胃氣者死」，且肌肉為脾氣所主。也就是說，營養精微必須經過脾的運化，才能輸布於全身，並化育為肌肉。

中醫認為，脾像大小腸一樣具有消化與吸收的功能（不是指現代醫學的脾臟，而是一種食物運化的功能），而胃是實質能容納食物的器官。脾胃健全，身體就能正常吸收與消化食物，維持身體機能，皮膚也會保持在最佳狀態。

既然醣類、蛋白質與脂肪都是身體原本必須從脾胃進貢的能量來源，做為身體各部運作與建設的材料，就不能少到連基本的量都沒有。所以，人體不能用意識過度介入身體應有的機制，也不能過度限制胃只吃某類食物，其他食物都不吃，否則就會出亂子。

就像俗語說：「巧婦難為無米之炊」，當脾胃不能均衡得到應有的資源時，身體會發出需求的訊息，脾胃便需為此過度工作，反損耗脾胃之氣，日久連其他有益的食物，脾胃都會視若無睹，身體便走入老化或惡化之途。

有小孩的父母們可以看看自己或周遭的小朋友，若有過瘦的小孩，是不是有臺語所謂「黑乾瘦」的現象。**瘦是蛋白質的缺乏（當然脂肪也會少），乾就是皮下脂肪過少無潤澤之象，黑則是無胃氣、無脾色，無東方人應有黃亮之色。**這些就是胃氣虛衰、脾陽不暢的表現。

類似這種甚至於更差的現象，在癌症末期等瀕臨死亡的病症，或是厭食症患者身上都可以明顯見到。

減重耳穴療法

穴位

飢點、渴點。

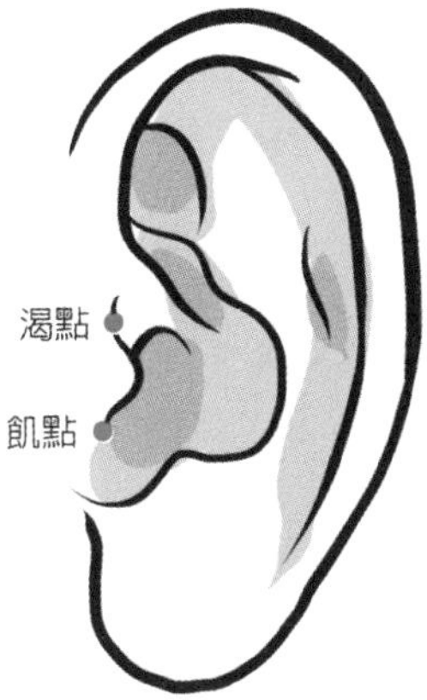

方法

1— 將指甲剪短，食指朝外、拇指朝內的方式夾住耳屏，食指尖接觸耳面兩邊即是穴位，上為飢點下為渴點。食指可同時觸壓兩穴。

2— 以指尖按壓或點壓方式刺激耳屏，一次約 30 下，可連續進行數次。

功效

1— 飢點：耳部控制食欲的穴位，能刺激腸胃發出飽足訊號。

2— 渴點：耳部控制飲水的穴位，能刺激腸胃減少水分需求。

注意

若耳屏受傷，腫脹、疼痛時應停止動作。

吃好油，遠離壞油

既然脂肪是人體所必需的物質，那就挑一些好的油脂來適量攝取，既健康又可減脂，還能預防膽固醇過高與心血管疾病。

好的油脂是「單元不飽和脂肪酸」含量大於五十％的油品，像是橄欖油就含有七十％不飽和脂肪酸，是很好的食用油。

酪梨則是唯一含油脂的水果，不飽和脂肪酸高達七十七％，只要一小塊，就可以提供身體基本的脂肪酸來源，無須擔心熱量過高。

還有少量的堅果類，如胡桃、核桃、杏仁、花生等，都能讓身體吸收到良好的油脂、膳食纖維及多種維生素和礦物質，還能保持良好體態並兼顧健康膚質。

因此，減重第一要務的「去油脂」，要去掉的是動物油脂或沙拉油這一類的壞油，好油仍需適量攝取，如此就不至於臉皮乾皺反顯老了。

減重美顏豆漿飲

材料：黑豆、黃豆各 200 克，薏仁 100 克，花生 50 克，白木耳 1 朵。

作法：**1.** 先將全部食材洗淨後，浸泡 4 小時，煮 1 小時，取適量用高速果汁機打成漿後飲用。此法較有飽足感。

2. 也可將豆類與白木耳分開煮 1 小時，將豆類打碎後濾渣，再將豆漿與白木耳混合後打碎飲用。

功效：既能保持健康體重，也可避免皮膚衰老、減少皺紋。

十、雞蛋是讓皮膚搔癢的地雷食物

這個世界如果沒有了蛋，我們的飲食肯定會變得很單調。

蛋是非常重要的營養來源，蛋料理也是變化多端，豐富人類味覺的最佳食材。除了全素者之外，每個人吃的食物幾乎都和蛋有一定的關係，像是蛋炒飯、蛋花湯、滷蛋、蛋糕、蛋捲、起士蛋糕、提拉米蘇、霜淇淋、漢堡、布丁等。蛋可以說是飲食外交做得最好的食材了。

可是，天天吃蛋好嗎？對於營養不良者來說是無庸置疑，但對於始終存在皮膚病問題的人來說，是有諸多問題的。

蛋是超級過敏原

在診間，只要遇到四處求醫的皮膚病患者，我都會再三叮嚀他們，不要只想靠藥物來根治，更別想要只簡單地擦或吃類固醇來解皮膚的一時之苦。只有一面用中藥徹底改造皮膚病的惡性體質，另一面要減少刺激的來源，這才是解決之道。而刺激源最主要的一部分就是飲食，即所謂「病從口入」。

食物中除了再製品要嚴禁外，蝦蟹奶蛋、過寒過燥、辛辣烤炸都最好免除或盡力減少，否則皮膚病要痊癒，恐怕是緣木求魚，而且隨著年齡增長會連本帶利陪你過一生。

蛋之所以為超級過敏原，不僅僅是因為它被臺灣醫學研究單位列為過敏食物中的第一級之一，還與雞蛋生長來源有很大的關係。

我們都知道，只要是會危害身體健康的物質都叫做「毒」。毒的刺激小一些，身體就以嘔吐、腹瀉的方式排出；重一些就以搔癢、紅腫，疹子等過敏現象來提出警告。最嚴重的，就以癌症來提出最嚴正的抗議。

一般有毒的東西大多數都不是食物，食物也多半是對人體健康有益才會列入食材，蛋是具有極高營養價值與食品利用率的食物，只是少數人的確會因先天的體質對非人類的蛋白質產生過敏。

隨著養殖技術的提升，學者發現對蛋過敏者的統計數據也跟著攀升，顯示著這是因為後天的生產過程中，有毒入侵了蛋所致的間接影響，使蛋從食物變成超級過敏原。

三、四十年前的臺灣，環境未受汙染，水質清淨，農作物不會含有農藥之類的毒物。雞農養雞都放任牠們四處啄食，到處奔跑，讓牠們在自然環境中長大，所產下的蛋是最自然優質的蛋。

如今，生產者為了增加產量與美觀，促進飼料作物的生長、降低病蟲害，因此大量使用化學肥料及農藥與除草劑，甚至有些殺蟲劑還含有戴奧辛、多氯聯苯、巴拉松等劇毒。不僅人類吃的食物有毒，雞吃的飼料也有毒，生產的蛋自然不健康。不健康的人再吃下不健康的蛋，當然容易過敏。

另一方面，為了達到量產的經濟效益，縮短成雞生長期，養殖戶會使用抗生素、荷爾蒙、生長激素等，以避免雞隻生病，並快速增胖長肉，累積脂肪，但這也讓這些雞所產下的蛋殘留了多餘且不利健康的藥劑。

即便蛋有十分的營養價值，但身體也敵不過一分的毒素，更何況是長時間身體假性健康（身體檢查正常，但有諸多小毛病），對毒性物質的代謝與耐受度較差的人。

同樣一顆不太健康的蛋，健康的人吃了不會有太大影響；假性健康的人就會被一點一滴地刺激，成為對蛋過敏的人。因此吃這個蛋也癢，吃那個蛋也癢，甚至不知道這是因為蛋所產生的癢。想想對蛋需求量很高的現代人，怎能不對蛋保持三分警惕呢？

皮膚溼疹忌食，自古有明訓

在唐朝時期就有醫家提出：「雞子動風氣，不可多食。」醫書《飲食須知》也提到：「多食動風氣……同韭食，成風痛……小兒患痘疹者，不惟忌食，禁嗅其煎食之氣，恐生翳膜也。」《桂林古本傷寒雜病論》還說：「風氣相搏，必成癮疹，身體為癢，癢者名曰泄風，久久為痂癩。」

在中醫裡，「風」大致的意義是指身體臟腑機能失常，產生負能量引發不當震動或惡性物質遊移的現象。而「氣」是正能量，通常是指免疫系統，當負能量一多，正能量受刺激而過度啟動防禦機制，就是風氣相搏，而成為過敏，在皮膚上就以各類皮膚疾病或搔癢無定處來表現。

類似蛋引發的皮膚症候，在古代早有醫史紀錄提醒我們，更何況是添加物甚多的現代蛋呢？

不過，大家也無須因噎廢食。體質健康的人或是偶爾吃吃自然養育的有機蛋，還是能成為不錯的營養來源。只要不過度依賴蛋食，就能避免激發免疫系統的不穩定性，減少發癢的困擾。

所以，我還是衷心期待每個人都能：「蛋願人長久，靚膚能永久，肌膚好養而不發癢。」

五行豆漿飲

材料：綠豆（青）、紅豆（赤）、黃豆（黃）、白鳳豆（白）、黑豆（黑）。

作法：將所有材料洗淨後，加入1500C.C.的水。煮沸後，再煮10分鐘。

功效：以植物性蛋白取代動物性蛋白，減少身體發炎。

第 3 章

望診篇（肌膚）

什麼樣的膚相，代表你生了什麼病

病存於體內，症現於皮膚。

一、痘痘會告訴你，身體哪裡生病了

- 皮膚症狀　下巴痘。
- 體內警訊　卵巢或子宮方面的問題，如痛經、子宮肌瘤、巧克力囊腫、卵巢水瘤等。
- 治療方式　調整體質，改變生殖系統環境。

面皰一般稱為青春痘，醫學名詞稱為「痤瘡」，在青少年時期隨著荷爾蒙過度刺激會明顯增加，因此稱為青春痘。

不過青春痘並不是年輕人的專利，有些成年女性在心情煩悶、疲勞倦怠或是月經來時，也有青春痘的困擾。特別是下巴部位，當皮膚開始覺得粗糙，點狀腫硬，就知道生理期即將報到。

如果下巴痘的症狀超過三個月，中醫師會再搭配觀察病人的神情、唇周膚質，還有人中色澤是否符合常態。如果有異狀，就會直接切入婦科疾病來詢問相關病徵。

這時所得到的答案，多數都會有分泌物多、子宮容易發炎、月經不調、經血不暢、痛經，或經前症候群劇烈的症狀。較嚴重時，還與卵巢子宮實質臟器的病變有關，如常見的子宮肌瘤、子宮肌腺症、巧克力囊腫、卵巢水瘤等。

調好體質，婦科問題跟青春痘就會一併消失

治療實例

我的病人中，曾有位二十六歲的小姐因卵巢水瘤來就診。她在兩個月前切除四．五公分的卵巢水瘤後，馬上在同側又長出一顆四公分的水瘤，復發速度快到連開刀醫師都搖頭，直說沒辦法，只能再開。但開了會不會再長，他也說不定，也無法預防。

心急如焚的她向我哭訴。我一邊安慰她，一邊仔細端詳她的面部：滿是紅色帶黃色膿頭的痘瘡，臉上皮膚油膩，兩顴毛細孔大，略有鬍鬚。

還有部分痘痘被擠破，膿頭有發炎凹洞的現象。在下巴的部位，明顯色澤灰暗許多，痘瘡也較為密集。再看看頭髮，直視可見頭皮，略有皮屑。

我對她說，不要急，等體質調好了，水瘤自己就會消失，而且也不會再長。

水瘤就像種在溼溫環境的香菇，開刀就像把香菇拿走，只能解一時之苦，若太空包與溼溫環境不變，還會再長。如果多曬太陽，或不要種在太空包裡，就長不起來。

所以，只要徹底改變生殖系統環境，避免產生溼熱、血滯、血虛、虛寒等症狀，才能避免卵巢水瘤甚至其他兼症再發生。等到那時，不但痛經、頭痛、白帶多、血量少的問題都能一起解決，連臉上的痘痘都會一起消失，一舉數得。

她驚訝地說：「那不是太神了？」我告訴她：「不是神，是療效，原本就該這樣，不能頭痛醫頭，腳痛醫腳。」

果不其然，約治療一個多月她的痘痘就漸漸消了，面色好看多了，人也變得清爽。只有下巴和下巴骨兩側還有零星小痘瘡，這是較難痊癒的部位。另外，治療後第一次月經經血量增多，也較不痛，還排出不少血塊。

在治療期間還有一段插曲。

約莫以水藥治療兩個半月後，這位女病患突然因為痛經比較明顯而去桃園看婦產科。醫師問她病史，她便告知有四公分水瘤。醫師在照了超音波後驚訝地告訴她，已經六公分，快要破裂了，需要立即開刀。

她嚇得跑來質問我，我斬釘截鐵地對她說：「不可能，身體其他症狀在沒有刻意治療下情況都轉好了，不可能唯獨水瘤變大。」

我請她不要緊張不要著急，同時介紹她到馬偕醫院檢查，經過超音波室主任的詳細檢查，結果找不到任何卵巢病變，水瘤已消失。得知結果後，我衷心替她歡喜，也替自己慶幸，差點蒙上不白之冤！

腎陰不虛，腎火不亢，是女性維持健康的祕訣

下巴部位對女性荷爾蒙的影響比其他部位來得多，被中醫歸類為「腎火易動」的區域，也就是男性荷爾蒙旺盛。

腎為水、火二臟，水臟指的是腎臟水分代謝與膀胱泌尿系統的功能，火臟是指生殖系統的能力。

男女皆有男性荷爾蒙與女性荷爾蒙，男性以陽為主，男性荷爾蒙多；女性以陰為主，女性荷爾蒙多。陽主「動」，男性陽旺（男性荷爾蒙）必會早晨勃起，鬍鬚多，皮膚油、容易長膿瘡。陰主「潤」，女性陰潤（女性荷爾蒙）必會月經來潮，皮膚細緻、陰道溼潤。

女性的男性荷爾蒙原本波動不大，一旦過度陽動，較輕微就是經前下巴長青春痘與經前症候群，較嚴重的就是全臉痘瘡，額頭（心火）、下巴（腎火）較甚，或是顴骨（肝火）、下巴較甚，若再加上月經來時下腹刺痛的情況，就有可能是子

宮或是卵巢有病變。

「經為血，血不利則為水」是另一個重要觀念。這是指生殖系統周遭的下腹腔血液循環偏差，容易導致器官血液阻滯，日漸產生積水現象。卵巢水瘤就是其中之一，月經前後水腫也是同樣的道理。

當腎水運行不暢，又恰逢血滯不行時，腎火會波動而積熱成溼。**如果溼熱沒有適時代謝出去，在下巴就會以痘瘡顯示病徵，在下腹腔則為子宮卵巢異常增生，以痛經、下腹腔不適感、小腹悶脹、白帶來提示，甚至也是原發性不孕症的原因之一。**

關於婦科的保養，中醫提到有兩個重點，一是肝經環繞陰器（卵巢與子宮），二是腎氣盛、月事下而有子（懷孕）。

痘瘡經常提示婦科疾病的相關性，主要在於肝腎陽亢體質的形成。也就是因為肝火大加上腎火旺，下腹腔環境易過熱或發炎，反映在下巴就會產生痘瘡。

平時保持身心輕鬆、情緒穩定、早睡早起，坐三十分鐘就起來活動一下筋骨，讓肝的經絡運行順暢，可使肝火不炎（小腹子宮周圍不發炎）、肝血不滯（腹腔血循正常）。

再加上不吃冰涼、節制房事、避免墮胎、調好子宮炎症，就能讓腎陰不虛（生殖系統體液代謝正常）、腎火不亢（荷爾蒙不過度波動），必定能當一個既美麗又身心舒暢的樂活女。

胃火熾盛之下巴痘圖請參考211頁

除痘消炎擦洗劑

材料：苦參根、黃柏、蒲公英各 10 克，菊花 5 克，大黃 3 克。

作法：將上述藥材洗淨，用沸水轉小火煮 20 分鐘後濾渣備用。

用法：**1.** 痤瘡：使用化妝棉沾藥液敷於紅色痘瘡處，1 天 2 次。

2. 陰道炎：將藥液裝入浴盆中，準備適量溫水，臀部坐於浴盆中，若藥液不足以浸潤陰部，可加入適量溫水，浸泡 10 分鐘。

功效：**1.** 凡是反覆性感染的陰道炎與尿道炎、紅熱型或膿腫型痤瘡，皆可以達到清熱解毒、去溼化膿、消腫止痛的功效。

2. 平時切勿過食辛辣或熱量高的食物，可降低發炎頻率，再配合擦洗劑即可達到消除炎症的目的。

二、臉乾色黑，是腎虛與不孕的警訊

‧皮膚症狀	臉色青黑。
‧體內警訊	腎虛（腎功能變差），不孕。
‧治療方式	補腎氣，強化生殖與泌尿系統。

根據統計，臺灣六對夫妻就有一對不孕。除了可被檢查出的器質性不孕外（如輸卵管阻塞、多囊性卵巢症候群、子宮內膜異位等），最大的原因來自於性早熟、生活壓力大與晚婚三個因素。

性早熟與性開放造成性生活年輕化，使得年輕人不到三十歲腎氣就提早虛衰，男性精蟲不足、精蟲無力，女性陰道易感染、人工流產過多，以及子宮環境惡化。

不同於過去年代，十八歲男大當婚女大當嫁，性生活以傳宗接代為主，現今少男少女年輕氣盛，放縱情慾；再加上媒體推波助瀾的渲染下，更令血氣方剛的年輕人躍躍欲試，耽於享樂。

人的身體好比銀行，腎氣猶如我們的存款。就像懂得理財的人必定要懂得量入為出的觀念一樣，性早熟的腎氣早衰即是不知此理，甚至不知腎氣有庫存量的額度，而過度揮霍所致。

隨著青年失業率攀升與低薪高物價，一般人幾乎在畢業後，都拚了命在為生活打拚。過去有句話說：「四十歲前用命換錢，唯恐四十歲後用錢換不了命。」現今社會型態，可能要提早在三十歲就要思考這句話的深意：一個身心疲憊的軀體，也恐怕難讓人們的生殖工廠，製造出好品質的生殖細胞；而女性則更難提供一個舒適穩定的子宮環境。

如此的經濟與生活壓力，也讓許多婚齡男女勇於嘗試性生活，卻怯於婚姻與懷孕。三十歲前不敢期待有孩子，意外受孕只能犧牲女方，等到年近四十生活較穩定，生育機能早已大幅衰退，求子不得。

腎虛是不孕的殺手

一句「肝若不好，人生是黑白的」的臺語廣告詞，點醒我們對肝的維護是很重要的。不過，**腎若不好，臉色可是青黑的，而人生可能會面臨兩大問題，一個**

是不孕的問題，一個是洗腎的危機。

中醫一直以氣色變化做為預防醫學的重要指標。「黑為腎之色」，腎主管小孩的生長、成人的生殖與年長者的泌尿系統。

當腎功能不好（不是腎臟功能喔）時，成人與孩童有不同的判別方式。小孩如果食慾不佳，乾瘦又長不高，全身膚色萎黃而青黑，是屬於脾腎兩虛體質。

而成人工作壓力大，眠差過勞、腰膝無力、難以懷孕，臉色經常隱隱可見黑氣蒙面，甚至青黑之色，從額匯聚於下巴。比較危急的，是臉色黑而暗灰，如塵罩面，小便泡多而不散，臉腳水腫、眩暈頭痛、食慾變差，有可能是腎衰竭前兆，而且這種現象，有年輕化的趨勢。

臨床上許多的女性不孕症是屬於假性不孕，也就是器官檢查無異常，年齡未過四十，無避孕，但結婚一年以上卻連流產的機會都沒有，等於是子宮幾乎未曾接受過受精卵。

之所以稱之為假性不孕，是因為器官無異常，生理期也正常，只是身體處在一個不穩定狀態，讓受精卵進入子宮後，過門而不入或是被拒於門外。

這樣的女性不是面色焦黃而淡，就是氣色灰黑如塵。特別是肝腎氣虛、子宮瘀滯的體質，月經來腰痠難立、下腹刺痛、血塊紫黑、情緒起伏、躁鬱參半，疲勞倦怠，臉色都隱隱青黑如同受驚之色。

這樣的情況，只要補其腎氣、順其肝絡、通其血瘀，讓青黑之色如雲外散，使子宮如同新生一般（本來子宮內膜一個月就會新生一次），恢復受孕機能，當然能自然受孕，不會拒受精卵於千里之外。

肝腎不好，臉色就會發黑

治療實例

在數年前，有位三十八歲的晚婚小姐，因之前她先生到我門診治癒乾癬，所以她也來找我看診，想要調理體質。

我一見她灰濛帶黑的臉，就先問她小便泡沫是多還是少，會不會小便困難，健康檢查腎機能正常嗎？她告訴我檢查結果正常。

我接著又問她生了幾個小孩，她說她就是要來看不孕症。雖然三十六歲半才結婚，但與先生認識也有五年多了。原本先生患有乾癬，夫妻倆擔心乾癬體質會遺傳，因此不敢生小孩而避孕。乾癬治好後，在結婚前半年開始就沒避孕，但想不到直到現在肚皮都還沒動靜。

兩人婚前健康檢查都正常，但她經期時腰痠得厲害，小腹會悶脹、刺痛或抽痛，嚴重時還需要吃止痛藥；而且非常疲勞又難以入睡，情緒不好時更常與先生起口角。

我告訴她這些現象表示有兩個問題，一是年紀大了，受孕率原本就會下降；二是臉色青黑，表示身體腎陽與肝血沒有順利地流動或匱乏（腎陽指生殖系統荷爾蒙的反應能力，肝血指子宮內膜充血增長的能力），頭面不夠用就呈現青黑之色。這就像把手指頭纏了幾圈橡皮筋一樣，先是手指會發紫，再久一點就會變黑了。只是頭面的經絡氣血網絡豐富，當然不至於達到真正的黑。

我請她先照張相片，告訴她在經過一段時間的治療後，臉上青黑的顏色會逐漸散開或變淡，月經的腰痠背痛、小腹悶脹也會消失，精神不再疲勞。屆時讓她藉由照片做調理前後的氣色比較，就知道兩者會有多大的差別了。

在治療的前期，我以疏肝理氣與補腎化瘀的方式，讓子宮環境順暢；後期則採溫腎補氣的方式來預防子宮老化，並強化生殖機能，增加受孕率，並防止流產。

後來，這位小姐終於在半年後懷孕成功，那時她臉上的黑色已退至額頭髮際處與下巴底部，整體看起來至少年輕五歲。結果她在兩年後四十而立之年又懷了一個男孩，真是替她感到高興！

治療實例

同樣是由臉色發黑觀微知著的病症，但我的另外一位病人就沒那麼幸運了。

有位體型壯碩的三十五歲男子，因脂漏性皮膚炎來看診。我看他兩眼昏蒙、眼神不定、臉色暗黑，尤其是那兩隻熊貓眼幾乎像是用墨汁塗上去的，口中還有一股異味。當他與他太太一起走進診間時，兩人的氣色對比甚為強烈。

我提醒他，不要吃重鹹，也不要吃太甜，還要注意血糖、血壓、身體水腫與小便狀況，多喝水，外食要盡量清淡，不要去吃吃到飽。這樣做不僅是為了防止得到皮膚病，還為了維持正常的腎臟機能。

但他看診不到一個月，還沒痊癒就消失得無影無蹤。一年後他又出現，是因為洗腎一個月身體不舒適來看診。看起來憔悴許多，色黑更沉，皮膚炎依舊，但此時已顧不得，只能以挽救腎機能為先。最後因為經濟考量與耐性的緣故，沒能挽救他的健康而只能終生洗腎，甚為可惜。

首烏種子湯

材料：首烏 10 克，枸杞子、龍眼肉各3克，煨杜仲 2 片，紅棗 3 顆，雞腿一隻，米酒 1 大匙，鹽 1 小匙。

作法：
1. 將雞腿川燙去血水，藥材洗淨備用。
2. 將中藥食材與米酒放入電鍋中，內鍋加入 5 碗水，外鍋加 2 杯水，蓋上鍋蓋、按下開關。
3. 開關跳起後，續燜 30 分鐘，加入適量鹽調味即可。

功效：補腎養陰，強化子宮，固腰安胎。

三、毛孔粗大形成女生男相，恐荷爾蒙失調

・皮膚症狀　毛孔粗大。

・體內警訊　體質溼熱，雄性荷爾蒙過度分泌。

・治療方式　清熱降火，讓皮膚毛孔不過度散熱，常（敞）開不閉。

望聞問切是中醫論斷疾病的四種方法。其中，用眼睛觀察的望診排在首位，所以可以說中醫師的眼力大多數是不錯的，因為必須觀察病人的神、色、形、態到絲絲入扣，才能正確判斷其健康狀況，就像是法官辦案一樣，不放過任何蛛絲馬跡。

話雖如此，神奇的望診法可能偶爾也是會踢到鐵板的。像我就曾經發生過一件尷尬的事。

現在中性打扮的女性增多，即便短髮俏麗、衣著寬鬆、不拘小節，但只要膚質細緻滑潤，把脈時再觸摸其脈上肌膚，男女誤判機率不高。

我剛當醫師的時候，有位二十多歲，短髮鼻大眉粗下巴寬的患者來就診。我看他衣著寬鬆，大剌剌地走進診間，目光炯炯有神，臉上還泛著一層油光，皮膚毛孔粗大。

我直覺地對他說：「先生，你火氣很大喔！不要喝酒，尤其是烈酒更不要碰。」等把了脈我又說：「你的腎脈虛而亢，晚上不要和女朋友在一起太晚，要節制性生活。」

話剛說完，他旁邊的女性友人就忍不住笑了出來。而這位「男士」則用細膩的聲音說：「我是來看月經量過多，一個多月都沒停了。」

啊！我頓時臉上三條線。

現在我看診的經驗多了，知道即使碰到毛細孔粗大的患者，也會配合觀看其唇形、耳後、手掌肌膚、手指關節等部位來判斷性別，已經不會再有搞錯病人性別的糗事發生。

雄性荷爾蒙決定男女膚質的不同

單從外表來看，男女膚質最大的差別，就是女性光滑細緻，男性粗糙而厚。好的膚質就如同嬰兒般，是幾乎看不見任何毛孔的。但隨著在青春期後體內雄性荷爾蒙的增加，男性的毛細孔會開始變得明顯且粗大，而女性的毛孔則只會稍有改變。（無論男女，體內都會分泌雄性荷爾蒙與雌性荷爾蒙，只是女性體內的雌性荷爾蒙較多，雄性荷爾蒙較少；而男性則正好相反。）

此外，受雄性與雌性荷爾蒙比例的影響，即使是同樣性別的人也會有不同的特徵與症狀。例如，當男性的女性荷爾蒙偏高，膚質會比較平滑，毛細孔相對細緻；再多一些就會較女性化，如：外型陰柔、男性女乳症等。

如果女性的雄性荷爾蒙偏高，膚質就會比較粗糙，毛細孔相對粗大；再多一些就會偏男性化，如：女兒身男兒相，多囊性卵巢症的多毛等。

利用小紅週期可以調理美肌

再從女性月經週期來說明荷爾蒙改變對皮膚的影響，會更容易理解。

女性的生理週期主要分為四個時期：月經期、濾泡期、黃體期及黃體後期。在不同的時期，身體、肌膚和心理狀況都不一樣。

一、生理期：女性月經來潮時（第一至七天），因為雌性荷爾蒙下降，膚質會極為乾燥、暗沉，黑眼圈容易冒出來，臉上的斑點看起來特別明顯。另外，代謝會變慢，心情會變差，身體容易有不適感，也容易感冒。

在這段期間，要特別注意防曬與美白，並加強保溼工作，避免皮膚變得乾燥，失去彈性。

二、濾泡期：經後排卵期前一週（第八至十五天），雌性荷爾蒙激增，肌膚膠質作用活化，皮膚變得有彈性，極富光澤。此時可把保養重點放在滋潤修復上。要說明的是，雌性荷爾蒙激增並不表示會激發女人的性衝動，但它能使陰道溼潤，富於彈性，並使陰道得到充分的血液量，為夫妻妊娠做好準備。

接著，在排卵期（第十三至十五天），雄性荷爾蒙達到月經週期中的頂峰，也是性慾最強的時候，這是上天刺激男女房事，讓精子與卵子相遇最巧妙的安排。所以雄性荷爾蒙會刺激人性的衝動感，像是性衝動，或是個性衝動，又或是勇於挑戰。

三、黃體期：排卵後的一週（第十五至二十一天），雌性荷爾蒙開始產生波動，肌膚狀況開始不平衡，皮脂分泌漸多，黑色素活化，可能會長黑斑、暗瘡。

四、黃體後期：月經前一週（第二十二至二十八天），身心狀況都開始不穩定。皮膚的血流和皮脂分泌增多，導致皮膚油膩和毛細血管擴張，皮膚變得角化粗糙、油脂分泌增多，易長青春痘。

可以說，在月經的前一至兩週，是各種皮膚問題出現機率最高的時期。像是皮膚油膩、毛孔粗大，容易出現痤瘡、黑斑、酒糟、脂漏、黑眼圈等問題。所以，在這段時間要注意清潔，並適度去角質。

「熱」會刺激雄性荷爾蒙分泌，使毛孔大、油脂多

從中醫的角度來看，雄性荷爾蒙的性質是屬於「陽火」（腎火或腎陽），雌性荷爾蒙的性質則屬「陰水」（腎水或腎陰），陽火主動、主刺激、主積極；陰水主靜，主柔順、主被動。

所以男性天生陽剛之氣重，喜歡衝，全身的營養多數用在「動」（如：增加精子的活動力），毛細孔需要時常散熱，因此會粗大。女性陰柔之氣重，喜靜不喜動，毛細孔散熱少，自然毛孔常閉而細。

雄性荷爾蒙的刺激會產生動能，動能再產生熱能，熱能消散就需依靠毛細孔敞開，將熱氣從體內排出體外。這也是男性普遍毛細孔粗大，而女性肌膚細緻的原因。

「熱」是毛細孔粗大的主因。除了雄性荷爾蒙是產熱的原因之一，陽火之質所產生的熱，經常是體質偏差所致，這個偏差有燥熱、溼熱、血熱與虛熱四種。

不論哪一種熱，都會刺激雄性荷爾蒙分泌，所以不僅會使毛細孔粗大，還會

使油質分泌旺盛，頭皮屑多，青春痘多，皮質厚，容易角質化，甚至痘大發膿而痛，癒後遺留疤痕。

臨床上這四種熱有陰、陽的不同，燥熱、溼熱為陽火之熱，血熱、虛熱為陰火之熱。

陽火之熱：燥熱、溼熱

燥熱與溼熱屬實熱類，實與虛相對，因此是「不虛而有熱」，亦即精神佳、體力好，全身充滿活力，有衝勁，連思維都很正面，積極向上。身心靈都處於亢奮的狀態，火氣向上，臉熱發燙、毛孔粗大，會失眠多夢、煩躁易怒、愛發號施令。

燥熱與溼熱兩者的區別，在於燥熱的人，外形偏瘦，還容易有口乾舌燥、大便乾結、一直想喝水的現象。

而溼熱的人，外形偏胖，多為溼膩的體質。這是因為身體喝進去的水分，沒有被細胞充分利用；或是該被代謝的水，沒有完全離開身體，成為廢水留在體內干擾身體正常運作。

因此溼熱除了有火氣大、毛孔粗疏的症狀之外，即便口乾也不會想喝水，身體頭皮容易溼溼黏黏，大便不容易排乾淨，排便黏臭，馬桶不易沖洗，有時還會水腫虛胖。

陰火之熱：血熱、虛熱

血熱也是實證之一，是陰血受外在因素感染或是憂思鬱結、情緒波動過大，造成體熱出血病症。

就女性而言，除了會有毛孔粗大，臉上可見痘疤痘痕外，還有失眠、壓力大、吃烤炸辛辣或是熱量高的食物就會長膿瘡。特別是月經來前會狂長紅腫有膿的痘瘡，也容易有月經提早報到、經量過多、經期過長，平時易有下腹腔器官發炎的狀況。

虛熱就屬虛性的熱，是因身體水分或內分泌減少，無法平衡體溫所致。毛孔雖大但膚質還是細緻而不粗，臉色卻淡黃微有紅赤現象，精神不濟、情緒鬱悶、喜靜不喜動，負面思維、行為不積極、欲求減少。痘瘡有時長不出來，或是消得慢，留下白色粉刺。

瞭解女性毛細孔粗大的原因後，只要適當改變致熱因素，實熱直折其火，虛熱滋陰降火，就能重塑毛孔使其縮小，讓膚質恢復少女般稚嫩肌膚。

毛孔粗大治療前後圖請參考212頁

斂膚美顏粉敷方

材料：等量的薏苡仁、白芷、綠豆、綠茶。

作法：**1.** 將上述材料以文火炒乾打成細粉，以 300 目篩過篩（或至藥房買現成的中藥粉）。

2. 以開水或收斂水用 1：1 的比例調成糊狀後敷臉。亦可敷上紙面膜保溼，停留約半小時後以溫水洗淨。

調整：若要針對不同的美容功效，可於步驟 2 中，另外加入三分之一分量的下列藥材粉末。

(1) 美白：珍珠粉

(2) 燥熱：金銀花粉

(3) 溼熱：苦參粉

(4) 血熱：大黃粉

(5) 虛熱：當歸尾粉

(6) 炙熱：大黃粉（勿食易腹瀉）

功效：收斂毛孔、去斑。

四、治療蕁麻疹，先調養過敏性體質

- 皮膚症狀　蕁麻疹。
- 體內警訊　屬過敏性體質，食物、環境、壓力等也是誘發疾病的原因。
- 治療方式　調整臟腑氣血機能，改善皮表寒溫敏感性。

蕁麻疹屬於皮膚過敏的一種

治療實例

陳先生住在第二十層的高樓大廈，空氣清新、灰塵不多，視野遼闊心情也開闊許多，以前失眠的症狀自從兩年前搬到這裡就不再有。

但他最近老覺得家裡蚊子好像變多了，半夜癢個不停，全身多處都有泛紅腫脹的小點點，愈癢愈抓，愈抓就愈大顆，後來連白天也開始有這些症狀。

但是，家裡卻見不到幾隻蚊子，全家也只有他癢個不停。他聽說體質太酸、體溫較高的人比較會被蚊子咬，於是便來中醫診所調體質。

我仔細瞧瞧，那些零星的小丘疹並沒有如同蚊蟲叮咬後有腫脹搔抓破皮的痕跡，其他部位也沒有皮損，也就是沒有俗稱「紅豆冰」的現象。如果經常被蚊子叮咬，皮膚容易抓到破皮流血，也會發現新舊傷交替的痕跡，膚色有明顯落差。

我跟他說，這是點狀蕁麻疹（丘疹狀蕁麻疹），除了嚴重的蕁麻疹或是合併溼疹，否則一般的蕁麻疹是不太會抓破皮的。如果是在夜晚蓋被後發生搔癢而長小紅斑的情況，就不太會是蚊子叮咬所造成，況且在他家幾乎找不到幾隻蚊子。

這位陳先生罹患的是初期的熱性蕁麻疹，並不太嚴重，大約治療一個禮拜就痊癒。但是要避免復發，或是演變成皮膚病的惡性循環體質，就需改變熱性易感體質。睡眠安穩的他，並不是因肝火的問題造成，而是因喜歡大魚大肉的腸胃壅滯、溼熱醞化所致。

另外，因為他鼻子過敏得非常嚴重，也容易感冒且不容易痊癒，為了避免早晨溫差大易著涼，都會蓋被子睡覺，但只要半夜身體暖和，就會搔癢起疹子。

以更嚴謹的中醫理論來看，陳先生的蕁麻疹需連同過敏性鼻炎的症候一起看待，這兩者病症合一是屬外寒內熱型的過敏體質，也就是不蓋被子會覺得冷，容易發生鼻癢、鼻塞、打噴嚏的問題；但蓋被子之後，體溫上升，又會引發搔癢，搔抓後產生如蚊子叮咬的疹粒。

如此發展下去還會影響睡眠品質，屆時又增加了肝火問題，干擾肝的解毒功能及促進身體發炎。年紀再大一些，還會導致血壓升高，再增服降壓藥，恐怕就得一輩子成為藥物的奴隸了。

蕁麻疹是屬於皮膚過敏的一種症狀，有成片狀、條狀、帶狀、小點狀等不同類型的蕁麻疹。除了片狀、條狀、帶狀的蕁麻疹能夠被明顯辨識出之外，初期小點狀蕁麻疹很容易被患者忽略。

排除遺傳因素，大多數過敏引發的蕁麻疹都與後天飲食及生活習慣不當息息相關。另外再經由如：抓（會產生線條狀蕁麻疹）、穿戴過緊衣物與腰帶（會產生線條狀或帶狀蕁麻疹），以及接觸冷熱溫差或自覺冷熱感（會產生小點狀蕁麻疹）後逐漸引發。

其他誘發因素還包括藥物（如阿斯匹靈，抗高血壓藥物等）、食物（包括食用色素、食品添加劑、防腐劑等再製品）、接觸性過敏原（如乳膠手套、灰塵、塵蟎、蟑螂、動物皮屑毛髮、黴菌與花粉等）。

由於小點狀蕁麻疹容易被誤認是蚊蟲咬傷，很難發現皮膚已日漸敏感化。一般人通常不會就醫，也不會提防生活、食品與用藥安全，日復一日，就發展成常態性蕁麻疹。

降血壓藥可能導致蕁麻疹

治療實例

六十五歲的戴先生長期服用高血壓藥物，對許多降壓藥過敏，沒辦法持續吃藥控制。主治醫師最後幫他找到一種較不敏感的藥物，只有唇腫的副作用。

當他來看診時，即見他色紫脹大的嘴唇，皮膚手臂及頸部也有因蕁麻疹而起的隱隱色紅的條狀抓痕。經過我一段時間的治療後，唇腫與蕁麻疹現象沒有再復發。之後，西醫又再為他尋找到更好的替代藥物，於是他就沒再服用中藥。

好景不常，半年後戴先生因為舊疾復發又來找我，這次他的唇腫紫瘀得更嚴重，好像氣球快爆裂一般。他說是吃到一點辣椒的菜餚後引發的。

我看看他嘴唇的狀況，判斷還是因為高血壓藥影響引起的。然而他認為西醫的降壓藥效果還不錯，不可能是因為血壓的問題造成的。而且這次中藥治療的效果不彰，他兩週後就未再復診。

一年半後再見到戴先生是因他感冒許久不癒而就診。我看到他那兩片與常人無異的嘴唇，好奇地問他是怎麼好的，他說有一陣子因為忙到經常忘記吃降壓藥，發現血壓也沒有升高，於是便試著緩慢停藥，沒想到嘴唇腫脹的狀況就自行痊癒，蕁麻疹也只有偶爾累一點的時候才會發作。但他之後就沒再吃降壓藥了，不過還是會天天注意血壓的狀況。

減少過敏原，避免溫差變化大

蕁麻疹與其他的皮膚病一樣，不論有無遺傳因素，都是經由刺激所引發，對刺激的耐受不足就是體質過敏化。

蕁麻疹在中醫稱為「風疹」，意思是四處遊走的疹子。臨床上的病因通常是多重的，同一個病人也可能有兩種以上不同型態的蕁麻疹。

但在治療與預防方面，中醫會著重在所謂的「風症」所引發的疹子。風症是表皮毛細孔對寒溫控制能力變差所產生的身體病況，有病毒時會感冒；如果身體內有刺激物（如：奶蛋），再加上風吹到皮膚，或是遭遇氣溫變化時，就會發生蕁麻疹。

「風症」有「風熱」與「風寒」之別。風熱如夏天熱引發，風寒如冬季冷或吹冷氣引發，原本敏感體質（像是對蝦子、螃蟹等甲殼類敏感，對西瓜等寒性水果敏感，或對花生、核桃等熱量高的堅果敏感）遇到寒溫不調的天氣，或是溫度起伏過大（像是在被窩內或外），就容易發生小疹子。只要能減少過敏原以及增加對環境的耐受度，並且平和靜氣，蕁麻疹就能消除。

有初期蕁麻疹的病人最好不要自行調補，但可以用下列飲品稍做保養，減少病況發生，還能預防感冒與過敏性鼻炎，而且大人小孩都能飲用。

蕁麻疹治療前後圖請參考210頁

蕁麻癒風湯

材料：黃耆、白朮、防風共10克，紅棗3顆。

作法：以400C.C.沸水將上述藥材煮10分鐘後，待溫飲用。

調整：視症狀不同可加減藥材。

(1)容易氣虛、體力差：黃耆多一些。

(2)腸胃虛弱、易腹瀉；白朮多一些。

(3)經常感冒、易打噴嚏：防風多一些。

(4)火氣大：另加薄荷2克或菊花5克。

五、頭皮脫屑又發癢，原來是脂漏性皮膚炎

- 皮膚症狀　脂漏性皮膚炎。
- 體內警訊　因熱邪、燥邪蘊於肌表，逼油外出與皮質增生所致。
- 治療方式　避免吃太油膩、燥熱的食物，不熬夜。

你有肩膀落屑如雪的窘境嗎？你有即便用去屑的洗髮精，仍然白雪片片，面對旁人時一臉尷尬嗎？

這些常在洗髮精廣告中出現的訴求，的確是不少人的困擾。隨著天氣變冷，原本只在夏天輕微掉屑的狀況會明顯增加，特別是乾冷的時候就更為嚴重。這是因為冬天皮膚較為乾燥，保溼度差，當皮膚愈乾，油脂分泌也就愈多。加上此刻日照減少，皮屑芽孢菌也容易滋生，就刺激皮脂腺分泌旺盛與角質細胞增生而產生落屑。

如果當氣溫回暖，原本白雪片片的頭皮屑理應減少，這時反而大片掉屑，皮

屑較厚實也較油膩，恐怕就不只是單純頭皮屑這麼簡單，而是因油脂分泌過度造成的脂漏性皮膚炎。簡單地說，頭皮屑加上頭皮癢，以及頭皮發炎症狀相繼出現時，臨床上即歸類為脂漏性皮膚炎。

體內有火，往上延燒

仔細觀察，脂漏性皮膚炎除了會產生脫屑及發癢症狀外，還會出現髮質油膩、頭皮明顯出油、局部發紅、溼潤、形成丘疹及結痂等發炎症狀。此時一般的抗屑洗髮精已無濟於事，發揮不了任何作用。

嚴重時，除了頭皮發炎、發紅外，明顯可見臉部皮脂腺分布較多的地方，如眉毛、眼皮、鼻唇溝與胸前等，也會出現大片脫屑或脫屑性紅斑，時間日久還會有掉髮的困擾。

脂漏性皮膚炎在中醫裡稱之為「白屑風」、「面遊風」，是自古至今都存在的皮膚病。雖然古代人民大多生活困苦，難有飽餐的時候，但依然有不少人生活奢華、膏粱厚味。這些肥貴人就是中醫所稱的「尊榮人」。這類吃多動少的人容易熱量過高，由於當時沒有冷氣降溫，就容易產生白屑風與面遊風。

現代人餐餐不僅吃得飽，更是容易吃得「油嘴滑舌」，再加上來點鹹酥雞，炸雞排、卡啦雞或是其他烤炸物當點心，不管高矮胖瘦，都會有熱量過高、油脂分泌旺盛的超油體質現象。

皮屑原本就容易在毛髮與皮脂分泌較多的地方出現，所以不愛洗頭髮的人容易產生頭皮屑，當臉上其他部位也有皮屑時，就代表皮膚從超油體質轉為油性過敏體質。如果在此時過度清潔皮膚，可能更刺激油脂分泌，產生更多皮屑。

今人與古人不同之處在於，古人被迫早睡早起，較少有腎虛肝火旺的現象；今人被迫晚睡早起，則多有陰虛火旺之象，再加上壓力大致使肝鬱化火，也就是情緒波動造成身體有「熱象」產生，兩火推動新陳代謝，促使超油體質過度分泌，並引發皮膚炎症，就成為脂漏性皮膚炎的頭皮屑。

脂漏性皮膚炎（皮膚脫屑）治療前後圖請參考213頁

生活惡習是發病關鍵

治療實例

我有位身材瘦長的女性病患，總是全身痠痛，肌肉硬邦邦，而且每次針灸完，枕頭附近就落了一堆白屑，與黑色診療床和枕頭形成強烈對比。仔細檢查身上其他部位，還有不少圓形紅斑與脫屑，雖然不是很癢，但也是會經常抓個不停。

我告訴她這是乾癬性脂漏性皮膚炎，不是一般的頭皮屑。她一臉狐疑，便提到她姊姊體胖圓潤，跟體瘦的她身材大不相同，但一樣都容易掉髮，也都有頭皮屑。姊姊因此去看過西醫，結果是因脂漏性皮膚炎引起。她以為只有像姊姊這類較胖的人，才會因為油脂過多而導致此病，沒想到自己也是。

不久，她姊姊也來找我看診。她看起來掉髮的情況真的很嚴重，頭皮屑落滿肩，皮屑比妹妹明顯厚實許多還帶有油脂，髮質枯黃而細捲也帶油光，直視可見泛紅頭皮。再檢視身體其他部位，頸背、手臂內側都有紅斑與小水泡，多處經搔抓出現皮膚損傷脫皮。之前也曾治療過一陣子，但這次復發後情況更嚴重。我告訴她，這是屬於溼疹性脂漏性皮膚炎。

幾次看診下來，我發現她們姊妹倆在生活習慣上有許多共同處，一個是睡不好多夢淺眠，另一個則喜歡熬夜看電視至半夜三點，同樣都屬睡眠品質不好。而且兩人都愛吃零食，也愛吃滷味、飲料與甜食，幾次晚上來看診都還帶著香噴噴的雞排說是要充飢。原來她們經常為求方便而吃外食，而且三餐並不定時。

雖然姊妹倆是屬於不同類型的脂漏性皮膚炎，但她們錯誤的生活習慣，卻同樣是導致本病的主因。想要治療她們的頭皮屑與掉髮，除了用藥之外，還必須從生活上大改造，否則是緣木求魚。

脂漏性皮膚炎（頭髮油膩）治療前後圖請參考213頁

減脂兼去火，是治療的根本之道

有許多人總把醫療問題看得太簡單，簡單到認為只要把問題丟給醫生與用藥就算是完成治療程序。殊不知，醫師只負責了那短短的看診時間，大部分對身體的影響則來自於患者的生活習慣。醫師診斷用藥再準確，也敵不過長時間或經常性的錯誤生活方式所造成的刺激與干擾。

中醫說「過與不及皆為病」，又說「正虛邪實以致病」。吃太多、太油，體質過熱、過亢，就是病邪過度干擾的「邪實」現象，會逐漸形成過度敏感的皮膚炎，以及皮質過度增生的頭皮屑增多。

身體失控無法適時調節體內代謝機能，也就無法將多餘的廢物帶離身體排出體外，反倒干擾身體機能出現脂漏性落屑，這就是「正虛」。

不論是「邪實」或是「正虛」，都會使人生病。

中醫治療脂漏性皮膚炎的方式，就是「逆向操作」，或說是「反其道而行」。

既然病症是與脂肪過度排放有關，就從減脂著手。所以首先就是要減少油脂的攝取，連堅果類，如炒花生、松子、核桃、腰果等都要暫時拒絕。

其次，要用「去除火逼油出」的方式，避免情緒波動，如愛生氣、愛鑽牛角尖、太完美主義，造成鬱火上升；或是睡眠異常，如晚睡、入睡困難、眠淺易醒、多夢煩躁等，導致肝火擾動或心火上炎。

若僅針對掉屑、掉髮與脂漏性皮膚炎治療，但忽略上述的疾病來源，輕者治標，時好時壞；重者，遷延日久，皮表敏感化，愈來愈多正常的食物都將成為致命的刺激品，變成飲食進退兩難，讓單純頭皮屑變成過敏性脂漏性頭皮屑，演變至難以收拾的局面。

菊花山楂茶

材料：山楂 15 克，鮮菊花 10 克。

作法：用熱水沖泡上述藥材 10 分鐘後，再加入適量冰糖飲用。

調整：便祕或肥胖者：加大黃 1 克、苦參根 5 克。

熬夜失眠或心情煩躁：加蓮子心 5 克。

功效：

1. 可去油解膩，避免油脂分泌過旺產生頭皮屑。
2. 消食健脾，清熱消脂，預防冠心病、高血壓、高血脂與肥胖。

六、起搔癢小水泡，體內已形成溼毒

- 皮膚症狀　搔癢小水泡、皮膚紅而粗糙，冬季乾癢而裂、小兒尿布疹、女性富貴手等。
- 體內警訊　水分代謝異常，大量水氣聚集體內成溼毒。
- 治療方式　健脾去溼，促進消化系統代謝水分，清肝利溼，幫助肝解毒排除無用水分。

治療實例

陳小姐近日兩手的手背突然起了一些如糯米粒寬的小水泡，癢癢的，像螞蟻爬過。有時又像被螞蟻咬了般刺癢刺癢的，這時候如果抓個幾下，小水泡就會被抓破。洗碗洗衣服時很怕碰到清潔劑，會很不舒服。

我仔細檢查了一下，除了手背水泡與部分抓破瘡面很明顯外，手指端兩側關節還有一些略微透明、摸起來圓滑但較硬的凸起物，這凸起物與皮膚顏色很接近，只有鉛筆心的大小。

「這會癢嗎？」我問。

陳小姐說：「會癢，但比手背輕微，不會抓破，劇癢時才會發現好幾顆群聚在一起。」

我跟她說：「妳睡得少，又趕著上班，工作壓力很大，體重一定下降，白帶也多。」

她連連點頭。

我又告訴她說這是虛性溼疹前兆，是因為肝氣鬱結、脾腎兩虛所造成的末梢水分代謝異常的皮膚病，要趁病灶尚未嚴重前趕緊治好，才不會惡化或纏綿難癒。現階段是輕症，也別急於使用類固醇藥劑壓制，才能減少藥害干擾與反彈發生。目前首要工作是改變內臟環境，恢復自然代謝機能，讓身體自行處理水泡與搔癢。

異位性皮膚炎治療前後圖請參考214頁

癢、痛是身體健康的警報器

身體是很有「感」的，只要運行得不順遂，就會透過某些病象或病徵來體現。「癢」、「痛」是感覺神經最直接表達身體異常的方式，就像是家裡天花板上面的火災警報器，溫度超過正常範圍就會發出刺耳的聲音來提醒。

人不同於機器，感覺是有層次的。非危急狀況，就以小小的癢痛表示；如果體表有實質病徵出現，則代表身體內部機能已有惡化的趨勢。

如虛性溼疹，原因之一就是顯示出身體末梢對水的代謝出現異常，這不是單純細胞無力代謝水液的水腫，而是未被代謝的水因細胞無力代謝，反倒影響細胞或組織的功能，產生破壞作用，造成雪上加霜的窘境。

調理肺脾腎，從體內祛除溼氣

人體有七成是水分，如果水的運行停滯不順，連帶也會使身體機能受到溼氣阻擾以致停滯，使身體處於「溼」的狀態。

而要維持水分代謝功能的正常，中醫認為與肺、脾、腎有關。

肺主皮毛，水透過汗液來代謝。脾主肌肉與運化，喝進去的水，經由正常的消化程序與肌細胞能量運送到身體各處。腎主水亦主二陰（即大小便的功能），身體不用的水會經由腎氣的運作，分泌到膀胱，經由小便排出；少部分有用的水則由大腸吸回，廢物由肛門排除。

水如果沒被正常消化吸收與代謝，囤積在體內生事，末梢循環差的部位就要兵荒馬亂了。最常見的就是主婦型溼疹，俗稱「富貴手」，有的是手指乾燥脫皮，搔癢乾裂出血；有的是起小水泡，群聚發癢。

俗語說「水能載舟亦能覆舟」，用在身體健康上也是一樣的道理。水如果沒有被順利地排出體外，部分的水就會變成水毒成為「溼毒」，會以水泡樣的現象出現。這也是中醫在看這些病時，不會單從皮膚表面上的問題去思考，而是去推敲疾病來由始末，企圖斬草除根以絕後患。

基於此，再以相生相剋理論來看，肺脾腎的功能不張，有時並不是真正主因，真正的主因是肝氣鬱結所致。簡單說就是心情鬱悶、心理壓力或情緒波動。

大家想想，夏天辦公室不開空調，也不開窗戶，使氣流不通，所以裡面的人不是胸悶、眩暈、頭痛、神識不清，就是煩躁、易怒。悶久了大家身心靈都失調了，身體不好脾氣也不好。稍有基本健康知識的人，可能會擦擦綠油精、吃止暈止痛藥，順道安撫心靈。懂中醫的，至少會先打開窗戶通通風再看情況，有些人可能馬上就舒適許多，也無須治療。

氣鬱也就是氣不通之意，氣鬱會化火，以肝為主要對象，肝主疏泄，負責物質的疏通代謝，有點像總管，所以又稱「肝為將軍之官」，權勢很高，喜怒憂思等情緒很容易影響到周遭。如「肝火刑金」（金指肺的呼吸系統，如壓力或失眠引起

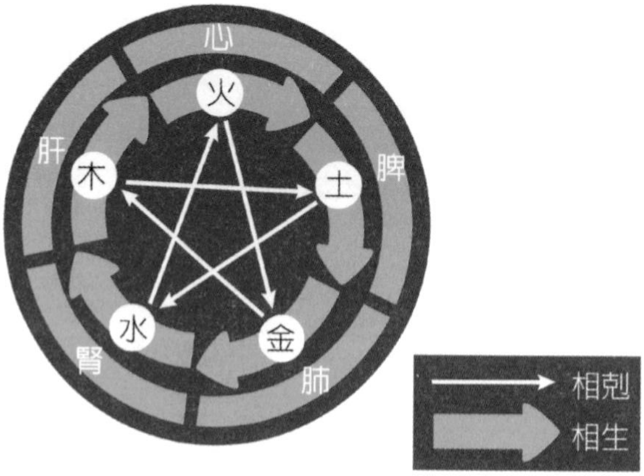

五行相生相剋圖

的肝火大，經常讓鼻過敏或鼻竇炎等呼吸道疾病更加嚴重或難以治療）、「肝木剋土」（「肝」屬「木」，「脾」屬「土」，木剋土，所以肝與脾是相剋的關係。當肝有實證，例如肝炎等等，通常就會影響脾胃的消化吸收，而造成食欲不振等）、「肝火炎腎」（「肝」屬「木」，「腎」屬「水」，水生木有助長之意，如肝鬱化火引發陰道炎時經常會牽連泌尿道或膀胱炎症等）等。

當溼氣影響身體機能引發疾病時，就會用多角度（如：氣不通則水不流，聯想到肝鬱氣滯）來思考真正原因為何。

中醫利用五行相生相剋的規律，說明五臟之間在功能上的相互關係（參考上圖）。

五行相生，是前一臟器功能正

常，則其相生的下一臟器功能運轉也會正常，其規律是：水（腎）生木（肝）、木（肝）生火（心）、火（心）生土（脾）、土（脾）生金（肺）、金（肺）生水（腎）。

五行相剋的規律則是：木剋土，土剋水，水剋火，火剋金，金剋木。

四神湯能健脾利溼

前面治療實例中的陳小姐病況正如上面所談到的：睡眠不足又壓力大，肝鬱化火耗血，肝血不足血循障礙，免疫系統逐漸變差，皮膚乾燥，容易發炎；加上體重又開始下降，胃氣不足脾氣虛弱，脾主四肢而削陷，致使營養來源不足；水的循環不佳，積溼成皮表病。

好在西醫檢查腎的機能還不錯，只是水溼不化，白帶較多。平常可以多吃一些四神湯來幫助體力恢復、增加營養與消除水氣。

其中，茯苓可以益氣養胃，健脾利溼，還能美白。薏苡仁能健脾補肺，清熱利溼（水腫可以多吃薏仁水）。山藥除能補養脾胃外，更有生津益肺，補腎澀精的功效。蓮子也能補脾健胃，對腎虛還具備益腎固精的功效，心情不好時也能除煩安神。芡實具備固澀的作用，對慢性脾虛溼瀉與腰弱腎虛腹瀉有很好的收澀力。

中醫講求「藥食同源」，四神湯既是藥材也是食材，全都可以吃下肚，想維持良好體重的人喝湯也可以。

若想針對皮膚有輕微溼疹小水泡的，可以把茯苓與薏苡仁的分量加倍；心情不佳的，可把蓮子的分量加倍。

記得有皮膚病的患者要吃清燉的，也就是不要加任何小腸與排骨，當做一餐食用，一週兩至三次皆可。平常工作時再泡一杯下方介紹的玫瑰桂圓茶，可以使心情、精神舒爽，積極面對一天的挑戰。

🔍溼疹治療前後圖請參考214頁

玫瑰桂圓茶

材料：玫瑰 3 朵，桂圓 3 克，紅棗 2 顆。

作法：**1.** 紅棗捏破，和其他藥材放入保溫杯中，倒入熱水，放置 10 分鐘後飲用。

2. 想要喝甜一點的，可加入些許蜂蜜或黑糖。

功效：改善心情，精神舒爽。

溼疹外洗法

材料：蛇床子 30 克。

作法：**1.** 將蛇床子洗淨（可裝入布袋），放入鍋中，加入 2000C.C. 水。

2. 煮 20 分鐘後濾渣，待溫涼後淋或用軟布沾藥湯洗患部 10 分鐘。

3. 嚴重者可一次煮 3 倍量冷藏分 3 次使用。

功效：解毒燥溼，祛風止癢，外用可治療外陰溼疹、婦人陰癢、滴蟲性陰道炎、溼疹疥癬等皮膚病。

七、從斑塊判斷初期糖尿病的神準望診法

- 皮膚症狀　脛骨（小腿骨）長斑。
- 體內警訊　初期糖尿病。
- 治療方式　喝多清肺火兼補氣、吃多清胃火兼補脾、尿多清腎火兼顧腎水。

現在不論是一般民眾還是醫師，對醫療器材與設備都有極高的依賴性，健康檢查幾乎成為全民運動。小至健保抽血檢驗，大至動輒數十萬的高檔健檢，只要是儀器「說」的，沒有人會等閒視之。

數據異常者憂愁滿面，四處求醫。檢查過關者必是歡欣鼓舞，用習慣的生活方式繼續度日。然而，部分時候，疾病尚未達臨界狀態，檢驗數據也未達臨界值，異常狀態是不會被檢查出的，所以即便檢查也不能顯示真實的健康狀況。此時，最先發現狀況的往往是身體，而不是儀器，像是當身上出現特定位置的色斑時，也許就是身體在提出暗示，而你卻毫不自知。

斑會顯示藏在身體裡的祕密

斑，對大部分的人來說，只是皮膚外表的瑕疵，擦擦保養、化妝品就能粉飾太平，通常不太會引起一般人的在意與重視。

比較重視養生的人，可能才會認真思考長斑的時間、顏色、位置與大小，擔心是否已經影響到身體健康。

我們經常談到與疾病相關的斑，不外乎是褐斑、肝斑、婦科斑與孕斑等，實質上都不是什麼重大疾病。真正需要謹慎小心看待的，是下肢內側脛骨（小腿骨）的莫名斑塊，因為這也許是初期糖尿病病徵。

治療實例

有位二十九歲的小姐，因為結婚三年不孕而來我診所看診。

她一百六十六公分，體型胖嫩。因為家裡開快炒店，每天忙進忙出的，生意好時連如廁的時間都沒有，臺灣天氣悶熱但廚房沒有冷氣，所以她平時喜歡喝冰冷飲料消暑，少喝白開水。除了懷孕的問題外，她對於自己臉上的斑與胖胖的體型也滿在意的。

我告訴她：「這斑如果是遺傳的，就只能淡不能消。不容易受孕則是因為太胖又站太久，少喝飲料，減個五公斤，可能就會自然懷孕。不過我看到妳小腿脛骨有零星斑塊，恐怕表示妳血糖偏高喔！」

她老神在在地說她半年前剛做過檢查，一切正常，只是有PCOS（多囊性卵巢）而已。我提醒她，將來還是要小心血糖的偏高問題。

這位病人因為生意太忙，沒時間運動也沒時間看病，後來鮮少回診。直到一年後因為頭暈目眩，大汗出、心悸、胸悶至醫院掛急診，檢查後發現血糖值高達三百多mg/dl。雖然醫生沒確切告訴她是單純高血糖，還是已經罹患糖尿病，但她很擔心身體的狀況，於是又來我門診，憂心忡忡地問我糖尿病可以治癒嗎？

我說，如果在罹病第一年內，糖尿病是可以痊癒的，但一旦開始依賴藥物後可能就沒法治好，得帶病延年了。而且，她脛骨上的那些斑塊依舊「屹立不搖」地在原處，恐怕總有一天會真正加入糖尿病的行列。

當脛骨前長斑，要注意血糖值

中醫在治療糖尿病時，是不會去控管血糖值的高低，而是去治療血糖不穩定的體質。雖不在斑上做文章，卻能治癒長斑的病況。

關於治斑的機理與方劑少說有十多種，像是體態胖嫩的人容易血糖不穩，或是有後天型所發生的糖尿病，主要是因於溫熱或血熱體質所致。

「血熱發斑」是熱氣進入血分（血液）傷血，因血虧津少產生的斑，同時會有月經量多、口渴煩躁、舌頭很紅。

「溫熱發斑」則是環境溫度太高，飲食熱量亦高，造成表裡（身體肌表與內臟）皆熱，加上喝冷飲吃甜食，反而長時間讓肌表毛孔收縮無法散熱，鬱熱在身體內而發斑。

像是上述的病例就比較偏向溫熱發斑，並帶一些血熱發斑的體質：因為需要長時間站立與走動，下肢肌肉容易疲勞，血循較差，熱氣積於下肢，加上血糖高形成痰瘀阻絡（血液黏稠物），所以產生下肢皮表斑塊。

先天典型糖尿病有吃多、喝多、尿多與體重減輕的三多一少症狀，後天型的體重則多數是過重的。

這位小姐雖然血糖高，應該是糖化血色素（HbA1c）還正常，也沒有小便多與糖尿現象，還不能算是糖尿病，只能算是高血糖。

只要節制過甜的飲料與零食，以及藥方當中放一些淡竹葉、石膏、滑石、知母、金銀花等藥，減輕「熱」（包括體熱、熱量高食物、甜食）對血管的影響，血液不黏稠，紅血球不聚集，皮表微細循環不阻塞，斑與高血糖即會自然消失。

先前談論過一些臉上的斑，除了體質外，都和紫外線的接觸有關，也幾乎是身體無衣物遮蔽的部位。

但脛骨前色素斑就不同，因為腿部通常有褲管遮蔽，所以和紫外線無關，而是因血糖偏高造成微細血管瘀阻病變，或是皮膚受損，修復功能不足所致。

這種情況與雷射除斑反黑的色素沉澱類似，是皮膚的紋理結構已發生變化，因此可以做為血糖偏高與輕度糖尿病的提示指標，通常在蚊蟲咬傷、燙傷、碰撞後發病。如果在無意識情況下逐漸產生淡紅斑、紫斑或黑斑，就要注意血糖值了。

南耆升血糖，北耆降血糖

黃耆這一味大家耳熟能詳的補氣中藥，除了可以提高免疫系統與消除疲勞外，據說還有調控血糖的功能，讓低血糖升高，高血糖下降。

小心這話只對了一半！在使用黃耆降血糖時，還有幾個至關重要的觀念，如果不搞清楚，小心反而會弄巧成拙。

第一，一定要是氣虛才能使用黃耆調控血糖。氣虛會疲勞，但疲勞不一定是氣虛。氣虛的人說話會有氣無力，全身懶洋洋無動力，有傷口不容易癒合（如經常口瘡），像上述女病人的高血糖就不是這種狀況，所以不適合使用黃耆。

第二，想要升血糖的，要用比較甜的「南耆」，一般臺語稱做「青耆」或「晉耆」；降血糖則要用豆腥味較重的「北耆」。

北耆用聞味道的方式就可以知道。但當兩者真的難以分辨時，可以都煮來喝看看，**甜的會升血糖，不甜豆腥味又重的是降血糖**。

老人家相較於年輕人氣弱許多，平時可以少量調補，大量使用時則需請教醫師。另外，如果年輕人是因為愛喝飲料、吃甜點造成的高血糖，就不適合使用黃耆了。

去斑按摩法

方法

1— 局部：在色斑處施行按法，以拇指垂直緩慢按壓色斑處至骨，微有痛感時鬆手。每次按壓 10 下，一個循環做 5 次。

2— 四肢：先在色斑旁施行推法，以拇指輕按健康肌膚，由內踝往膝內，或外踝往膝外側推送為一次。接著在斑左右與斑上下各約按壓 10 下，或至皮膚熱時停手。

功效

能促進下肢血液回流心臟，有去瘀生新、活血去斑的功效。血糖斑、久站、腳麻、下肢冰涼皆可施做。

注意

紅腫熱痛與有傷口忌用。

八、陰虛體質，雞精都能喝出大花臉

・皮膚症狀　臉上長紅疹、紅斑。
・體內警訊　陰虛易上火。
・治療方式　滋陰降火（補水以滅火）。

現代人健康指數比五十年前還不佳，從過去的勞動變成不運動，勞力變勞心，早睡早起變熬夜難起。不但體力與精神都大不如前，老人疾病年輕化的趨勢也逐年上升。特別是三十歲過後，熬夜個三天，恐怕需要休息一個禮拜才能補得回去。

精神疲憊與體力透支是現今許多人自覺體虛的主要症候，但一般人若沒有到達病入膏肓的地步，是不太會主動尋求醫師的協助。於是許多營養品紛紛以迅速補充體力、瞬間消除疲勞、一天一瓶增加活力等為廣告訴求，打動過勞一族的心。其中，雞精就是市占率頗高的營養品。

但是，有許多人因為喝雞精之後導致火氣大，而熱出一張大花臉。有的是滿臉通紅，有的是紅斑片片，有的是痘痘紅脹疼痛，有的卻是紅疹粒粒，搔癢難耐，慘不忍睹。

人體四大虛：氣虛無力、血虛發燥、陽虛怕冷、陰虛發熱

在說明為什麼雞精會使人燥熱、火氣大的原因之前，我們先來談談，到底什麼狀態才叫「虛」？什麼情況才能「補虛」呢？

基本上，虛有分「氣虛」、「血虛」、「陽虛」、「陰虛」四類。其中，氣虛與陽虛是歸類於同一組，血虛與陰虛則是屬另一組。

氣相當於人體的能量，是推動人體活動的能源，推動過程中所產生的熱就是陽的表現；血相當於人體營養運送的血液，血液加上身體所有運送物質的循環體液就是陰，陰的作用除了運送物質外就是降溫，而寒就是陰的表現。

陰和陽是相對的概念，陰與血同類，就像自然界的各種水（液體），對人體產生潤澤與降溫的作用。而陽與氣同類，好比自然界的太陽，對人體產生生長與溫煦的作用。

氣虛就好像人體的能量不足，會導致動力不足、體衰乏力；血虛就是人體的

營養血液不足，會導致身體枯燥、營養不良；陽虛則就像陽光照射不足，所以會讓人感到寒冷；陰虛相當於水和津液不足，所以出現燥熱。

「氣虛」與「陽虛」

氣虛會有少氣懶言、神疲乏力、頭暈目眩、舌淡苔白、脈虛無力等的現象，若兼怕冷就是陽虛。因此，**氣虛進一步惡化就是陽虛，陽虛會產生怕冷的現象，叫做「虛寒」**。

「血虛」與「陰虛」

血虛會臉色蒼白無光澤或萎黃，唇色淡白、爪甲蒼白、頭暈眼花、心悸失眠、手足發麻。女性還會有經血量少色淡，經期延後或閉經，舌淡苔白、脈細無力的現象。若加上午後臉紅潮熱、手足心發熱就是陰虛。也就是說，**血虛會惡寒（怕冷或四肢冰冷），但進一步惡化就是陰虛，陰虛會產生燥熱的現象，叫做「虛熱」**。

所以，補法有四種：補氣、溫陽、養血、滋陰。有上述四種虛性體質狀況者，就能施行補法，增加身體能量、恢復健康水準。

疲勞的陰虛人喝雞精會上火

那麼，原本是補充元氣絕佳營養品的雞精，為何會讓人喝出大花臉呢？

首先，需明白的是，鮮雞精的主要成分是蛋白質，蛋白質是人體熱量來源之一，具有補充體力，提升新陳代謝，促進生長發育，修補組織之功能。而經過科技濃縮的雞精，則是小分子蛋白質，具備了好消化與好吸收的特性，能在飲用後短時間內轉為胺基酸，迅速為人體補充營養。

瞭解這個道理後，再回到剛剛談到「虛」的部分。

「虛」代表著人體機能下降，機能下降的原因之一是身體能量不足所致，包括有熱量來源不足，以及體液（血液、淋巴液等）循環不足。

熱量來源不足是因為陽氣虛，肌肉會變得無力怕冷。因為蛋白質是構成肌肉組織的主要來源，所以喝雞精能補充蛋白質與胺基酸，迅速恢復陽氣，讓人有氣力也不怕冷。

但如果是體液（水分）循環不足造成的陰虛，肌肉可能會變得無力，或是因燥熱而緊繃。此時因為身體有熱象，所以攝取胺基酸，不但不會增加身體對水分的吸收與代謝讓身體降溫，反而會增加熱量代謝，消耗水分，讓體液循環更不足，於是產生口乾舌燥、口瘡舌痛、牙齦浮腫；進一步還會發生炎症，產生青春痘、斑疹、紅癢、痔瘡等症。

所以說，氣虛、血虛、陽虛這三類虛症，吃一些溫補或是能增加營養熱量的食品，是恰到好處。唯獨陰虛，卻是恰恰不能溫補，補之反而害之。

或許有人認為不能溫補的人，可以用涼補或平補來代替，其實涼補、平補這兩者也很難定義。像是茯苓能平補，參鬚能涼補等諸多說法都有，眾說紛紜。我個人認為倒不如用滋陰藥，如麥冬、玄參、生地黃等微涼滋補會較為適當。

再說到雞精並非脂肪而是蛋白質，而且熱量較低，應該算是涼補或是平補，在實務上卻會發生火氣大的熱象與炎症。可見得**只要是平時口乾欲飲水，又疲勞又怕熱的人，就算體力差、精神不濟、手足有些冰冷，還是要小心雞精的補性。**

寒熱不調的人可喝白蘿蔔燉雞湯進補

那麼，不同虛性體質的人究竟要如何補呢？

最簡單就是，**肺氣虛用人參，肝血虛用四物，腎陰虛用六味地黃丸，心陽虛用天王補心丹**。

只是，中醫的體質辨症本來就是一門學問，加上病因更沒那麼簡單。

一般人常有陰陽夾雜、寒熱不調的綜合性體質現象。最常見的就是外寒內熱或是上熱下寒。外寒內熱就是口乾唇紅舌燥，但手腳冰冷、怕吹風、容易感冒或鼻子過敏；上熱下寒就是胸以上覺得熱，面紅油膩、容易流汗、口乾苦臭，但一吃冰涼就胃痛，女性白帶變多、月經來血塊多而疼痛、下腹冷、下肢冰涼。

這兩種既怕冷又怕熱的虛弱體質，如果盲目進補，就會產生「虛不受補」的副作用。因為中醫認為「火性易動」，當寒熱錯雜的人身上有虛象時，即便沒有用中藥大補，只是用雞精補充一下體力，也可能三天後就火冒三丈，補到火氣而不是精氣。

不過，大家也不至於無所適從，對於寒熱不調又想喝雞湯的人，用用古人的食療智慧，還是有解套的方法。

像是以前阿嬤拜拜時煮白斬雞，只放白蘿蔔、鹽巴、水與雞同煮的方式，就是最好的補法。雞湯不但甘甜又下飯，還能補充體力而不長痘痘。

在DIY滴雞精時，可參考下列表格的作法，將去皮的白蘿蔔切塊，放入雞腹與其他藥材同燉即可。

若是喝市面上的濃縮雞精，感覺有上火時，可煮白蘿蔔湯配飯吃，既能去除火氣，又能兼顧營養，一舉兩得。

簡易涼補滴雞精法

材料：公土雞 1 隻，白蘿蔔 1 條。

作法：
1. 將去頭腳的公土雞，盡可能去除外皮（否則會將雞的油脂全部燉出來，反而增加膽固醇），並將雞骨敲碎，使骨頭裡的精華能跟著雞精滴出來。
2. 將白蘿蔔洗淨削皮切塊後，放入雞腹中。
3. 準備電鍋，於內鍋倒置一個盤子，將碎骨雞置於盤口上，蓋上內鍋蓋。
4. 外鍋放 6 至 8 杯水（約需燉煮 3 至 4 小時），放一個架子，將含蓋內鍋放上去，蓋上外鍋，按下開關。
5. 雞精燉好後，將浮油去除，只喝雞精。

調整：如果要補氣溫陽效果多一些，將白蘿蔔換成粉光參或高麗參 1 兩。

提醒：因為人參補氣，白蘿蔔破氣，所以要避免同時將兩者一同燉煮，以免具有消氣的白蘿蔔，抵銷了高貴人參的補養價值。

九、除熬夜與過敏外，熊貓眼代表的健康警訊

- 皮膚症狀　黑眼圈。
- 體內警訊　肺的過敏性鼻炎、過敏性氣喘等；肝的婦科病、慢性肝疾、失眠熬夜等；腎的性生活過度、手淫過繁等。
- 治療方式　不過度勞累、三餐定時。

我在演講或上課時跟學生提到如何分辨眼袋與臥蠶時，有個學生開玩笑說有臥蠶的是美女，有眼袋的是醜女。這我贊同，基本上有臥蠶的人的確看起來比較年輕也比較好看，那些漂亮的女星幾乎都有性感的臥蠶，笑起來就顯得非常迷人。反觀如果眼下吊著一個袋子，怎麼看都像老頭子或生病的人。

如果仔細觀察同年齡的兩個人，會發現有臥蠶的人，個個都皮膚緊實，充滿張力與彈性；相對地，有眼袋就代表了這個人的皮膚是鬆垮乾皺的，膚質一糟整個人就顯老，看起來當然缺乏美感。

眼部肌肉鬆弛就成眼袋

其實，要分辨眼袋與臥蠶兩者的不同很簡單。臥蠶是細細肥肥的一條緊緊貼著下眼瞼，眼袋則是離下眼瞼遠一些的膨出物。

這裡要說的是，眼袋與黑眼圈基本上是兩種不同的問題。

眼袋的成因是下眼瞼皮膚鬆弛、眶隔脂肪脫出垂掛，形如袋狀的老化現象。眼眶周圍的肌肉組織，由於經常眨眼的關係，其彈性與張力並不亞於其他肌肉組織，所以能夠紮實地將眶隔內的脂肪穩穩抓住，提供眼睛保護與緩衝，也便於眼睛活動。

但是，約在四十歲左右，眼周肌肉與筋膜便會開始鬆弛，當眶隔脂肪受重力影響或是脂肪堆積過多產生位移，就會產生眼袋。而身體過勞與飲食不正常，經常是眼袋提前報到的主因。

眼皮薄，皮膚下方黑色素浮現形成黑眼圈

再來說說黑眼圈。眼眶色黑除了遺傳因素外，常見的原因是色素沉澱與下眼瞼皮膚過薄血管顏色透出，呈現出色澤深暗的膚況。

臨床上與疾病最有關係的，是色素沉澱所造成。除長期熬夜之外，還有過度勞累、鼻過敏，以及婦科疾病（如：壓力性的月經失調）、肝膽疾病（如：慢性肝炎）與性損耗（性生活無度）等原因，也都會讓眼眶微細血管產生瘀阻，使代謝物無法離開眼周而形成暗黑現象。

我的病人中，就有好幾個有嚴重的黑眼圈問題。雖然他們都不是因為黑眼圈的問題來就診，但這種現象卻也反映了他們的身體狀況。

治療實例

有位三十多歲在國泰醫院工作的護士，她五官姣好，但由於月經失調，臉上滿是紅痘瘡，下巴也膿瘡多，因而來看診。

我一眼望去，只看到那一對目赤黃濁的眼睛、疲憊的眼神，而那兩層略微膨出的眼袋更格外令人注目。由於護士荒她經常要輪夜班，讓她比同年齡的女性憔悴許多。

為了恢復她的健康與青春，我請她每天多利用空檔時間補休或補眠至少二十分鐘，再以清肝瀉火、補腎滋陰、補脾益氣、活血祛瘀的方式來強化她的生理機能，慢慢調回同年齡應有的體質水準。

治療實例

有一位五十六歲的導遊，罹患二十年的慢性肝炎，有輕度肝硬化。為了生活與業績，必須周旋在顧客、老闆與商家之間，工作壓力讓她總是身心疲憊。

可能是因為家族中的人都有「長壽體質」，所以她即便肝生病了，也是比一般人生命力強（也就是所謂的「能撐」）。但外貌是騙不了人的，她滿臉黃灰、兩眼昏矇、眼眶全黑還與鼻柱的暗黃色隱隱相連，眼下掛個有如兩個小水球的眼袋。

我勸她，只要不是猛爆性肝炎，妳也可以活到九十多歲。但接下的四十年如果都是在生病的狀態，也不會有太好的生活品質，最好是趕緊調回來，換回四十年愉快的後半生。

治療實例

最令我印象深刻的是一位二十一歲在夜店當舞者的小姐。

她第一次來看診時花容月貌，但因妝飾過多看不清原面貌，我請她下次看診時要卸妝。待她下次回診，我幾乎難以分辨這是同一人：她的上眼皮些微下垂，臥蠶依稀可見卻下眼眶浮腫灰赤，外眼角特別暗紅，顯示腎陰過耗，生殖機能有損傷。

我暗示她說，「保險」要做好，最好不要輕易就人工流產。晚上上班很辛苦，肝腎容易損耗，男女間的樂事過度更會傷到肝腎，會影響子宮與卵巢機能。

她也不避諱地問我，她男朋友二十九歲在酒吧上班，那方面已經「不太行」，需要影像或藥物刺激與維持，是不是也跟工作性質與環境有關？

我說是，所以不能覺得年輕很能撐就毫無節制，妳看妳那雙眼睛已經在跟妳警告了。

消除眼袋要顧脾胃，有黑眼圈要注意慢性病

上下唇還有眼睛上下的肌肉彈性，都是由脾胃消化系統所管。如果一個人的眼輪匝肌張力夠，眼睛有神，上下眼皮肌肉平順膚滑，沒有眼袋，表示他脾氣強，「脾主肌肉」的功能正常，過勞則會「勞倦傷脾」而產生眼袋。要保養或是治療眼袋首重就是要固脾胃。

要怎麼固？第一是不過度勞累，不讓肌肉緊繃到沒力或是緊繃疼痛才休息。第二是三餐要定時，有一頓沒一頓的飲食狀態不但容易有腸胃病，也會讓

脾胃之氣過損；如果再加上愛吃冰涼，更容易寒溼傷胃，雪上加霜。

在我的病人中，經常可以見到**疲勞火氣大又愛吃冰涼、面浮泛腫的患者，眼袋都會比一般人明顯。**

眼眶黑也經常代表有慢性病，尤其與肺、肝、腎三方面有關。如：**肺的過敏性鼻炎、過敏性氣喘等；肝的婦科病、慢性肝疾、失眠熬夜等；腎的性生活過度、手淫過繁等。**

在中醫古籍中就有記載類似的症狀：「赤如鳩眼，目四眥黑。」赤如鳩眼是眼珠子充滿血絲，或是下眼瞼色赤的樣子，為肝熱外現之相。而目四眥黑是眼睛內眥（內眼角）與外眥（外眼角）四周有黑眼圈，為熱極似水之相（色黑屬腎水之色，熱到極限不是赤色，而是顯現焦黑色）。

《本草備要》也記錄鼻病常用藥蒼耳子，專治頭痛、目暗（黑眼圈）、鼻淵（流濃鼻涕）等鼻過敏與鼻竇炎常見症狀。

而過度縱慾，可從因涉嫌迷姦諸多女星而惡名遠播的李姓男子的面容中便可看出（請見二〇一二、二〇一三年新聞）。他年紀輕輕卻下眼眶比上眼眶明顯暗沉，外眼角還泛赤。

可見得養腎（節制性生活與減少勞累）、保肝（避免熬夜、酗酒）、調肺（忌食冰涼），是避免黑眼圈的首要關鍵與保養守則。

眼袋多屬氣虛老化，眼黑多屬疾病纏身，實際上又經常相伴而生。平時就做足保養工夫、注意身體變化，防患於未然，還是能永遠保持明眸亮麗的雙眼與性感動人的臥蠶。

護眼按摩法

穴位

護眼內四穴 —— 睛明、攢竹、瞳子髎、絲竹空。

護眼外四穴 —— 陽白、太陽、承泣（眼袋重點穴），四白（眼袋重點穴）

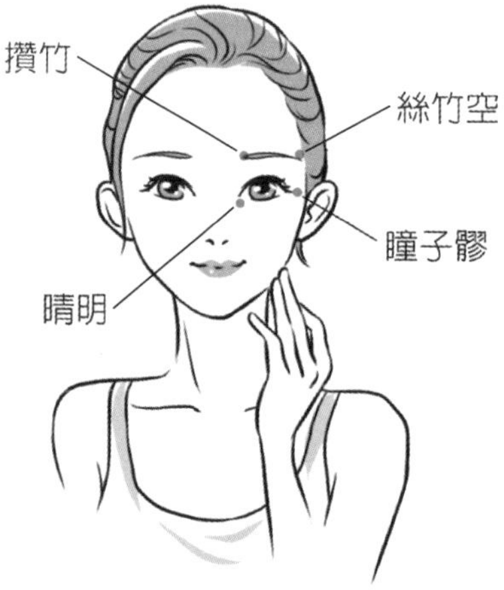

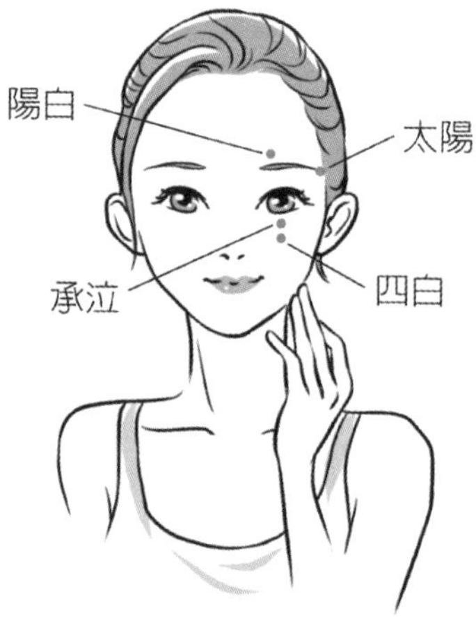

方法

1—— 握拳，突出食指，使用關節尖按壓穴位，也可以按壓後順時鐘輕揉，按壓需要微刺痛或痠麻感才能見效，但避免過度施壓或搓揉，造成皮膚破損或肌肉發炎疼痛。

2—— 雙掌摩擦，將手掌拱成凹窩，貼於眼眶四周。

3—— 用食指指腹按壓承泣穴，平移按摩至四白穴10次，兩指食指腹平壓承泣與四白兩穴，外往瞳子髎穴、內往睛明平移按摩10次。

功效

消腫退瘀，提拉緊實下眼瞼肌肉。

十、吃清淡又睡得好仍狂長痘，恐是皮膚過敏

- 皮膚症狀　過敏性痘痘。
- 體內警訊　潛在溼疹性體質。
- 治療方式　避免吃過熱或過寒的食物，不吃加工食品。

青春痘顧名思義就是年輕人的專利，雖然成年人也會有，但普遍來說，在荷爾蒙最旺盛的青少年階段，也是青春痘最容易發生，並且留下深刻青春烙印的時期。隨著年齡的增長，青春痘好發期會跟著衰退，大多數的人在二十五歲左右就會自然痊癒，少數人因體質、睡眠與飲食習慣會反覆發作。

成人的青春痘有一個特點，就是睡眠充足就會好一點，吃得清淡也會好一點，放長假休息夠也會好一點，甚至不知不覺就消失了。等到吃不好睡不好，壓力又大時就狂長不已。這是標準青春痘的病理現象。

但如果吃得清淡又睡得著，壓力不大也無任何消退跡象，甚至日益嚴重，可

能就不是男性荷爾蒙與痤瘡桿茵在作怪，而是皮膚過敏所造成的了。

過敏性痘痘比青春痘更難治

皮膚過敏是一種多因且複雜度極高的皮膚病，不同於青春痘的原因。對敏感性皮膚而言，細菌性與荷爾蒙的干擾已不再是主要角色了，而是連正常的食物都會成為皮膚病的刺激來源，使皮膚毛囊發炎。

此刻已無法單從抑制痤瘡桿菌塗塗抗生素，或擦擦類固醇、A酸等藥物，或是靠睡得精神飽滿讓痘痘日漸消失。而是要開始處處防範，小心謹慎起居飲食等一切大小事，讓身體如同土石流山域復育般休養生息，拒絕不當干擾，才有恢復原貌的機會。

青春痘的成長史依序是白色閉合性粉刺、黑色開放性粉刺、紅色小丘疹、黃色如米粒至黃豆般的膿皰或紅黃膿腫、淡紅或赤紅如花生粒的腫脹結節、暗紅或紅紫聚合型囊腫，膚況嚴重的最後會形成瘢痕。

就整體膚況看來，健康膚質與發炎腫脹的病灶應有明顯區隔。如果發現無皮損的皮膚有泛紅與搔癢的現象，無論如何正常生活飲食，仍然經久不癒，恐怕是過敏性的青春痘。

另外，青春痘的治療即便是使用類固醇，如果是停用一段時間後又復發，一般都不會太過嚴重。但如果每次治療停藥後，復發時間加快，程度又比以往更為嚴重，產生反彈現象，就顯示出青春痘與過敏膚質已發生相因性的關聯。

單純青春痘的中醫治療，一般無所謂的「反彈期」，或稱「惡化期」、「排毒期」，頂多就是原本快化膿的膿包加速化膿疼痛，數量不多，病灶範圍也不至於擴大；反而是部分加速化膿時，大多數的青春痘都在消退中。

反觀過敏性的青春痘，只要是使用過類固醇或A酸等藥物，停藥已有惡化趨勢時，改用中藥治療，短時間內會明顯出現大爆痘與紅熱皮膚範圍擴大的現象。

這不是男性荷爾蒙突然升高，也不是痤瘡桿菌突然增加，而是體內某種或數種過敏物質，被身體免疫系統識別所產生的激烈反應。過敏物質愈多，反彈就愈劇烈。以往被藥物壓制的免疫系統，現在終於清楚看見有多少必須被清除的干擾物。就像是空屋很久沒掃地，看似很乾淨，一旦認真掃起來，必然是灰塵滿布（揚塵反應），看似一團亂。經過一次次的清理後，這種揚塵的現象會愈來愈少，終至真正乾淨。

而身體的反應也是如此，只要是過敏的症狀，壓制愈久，反彈就愈久、愈劇烈。但這只是治療過程，並非惡化，在類固醇或A酸等藥物的依賴者身上，是不得不經歷的過程，也是身體自覺性的反應。難關難過，卻非過不可。

膿胞型痤瘡治療前後圖請參考212頁

吃錯了，當然會過敏

中醫對過敏性的青春痘是採取「恩威並重」的處理方式，也就是一方面恢復免疫系統、代謝系統，與淋巴系統的應有機制，一方面讓發炎、紅熱、腫脹、皮損等各類青春痘症狀迅速消退，標本兼治，扶正祛邪。

平時患者需要比單純性青春痘的患者有更多的禁忌，特別是要注意吃的食物。即便改變了生活型態，早睡早起，換了比較沒壓力的職務，甚至留職停薪去度假，但痘痘依然故我長滿全臉，這時可能就是因為沒有搞清楚食物的致敏性所造成。

若未做過精密的過敏食物類型檢測，可從戒食「青赤黃白黑」五類食物做起。像是：帶殼類海鮮（紅色）、奶蛋（白色）、芒果或竹筍（黃色）、芋頭或茄子（青色）與香菇（黑色）。

不論是屬於燥熱或是虛寒體質，皆不可過食兩極食物。熱性食物如龍眼乾、荔枝、榴槤、辣椒、胡椒粉，甚至薑也不能單獨大量地喝。寒性食物為水分含量高的食物，如椰子、西瓜（瓜類）、水梨（梨類）、橘子（柑橘類）等。

再來就是盡量吃食物不要吃食品，所謂「食品」就是再製品，可以久放不壞的。例如可以吃炒白菜就不要吃泡菜，可以吃魚就不要吃魚罐頭，可以喝茶葉泡的茶就不要喝市售茶，可以吃水果就不要吃果醬（無防腐劑或自製的就無妨）等。體質愈是敏感，所吃的食物愈是要天然無添加物。

中藥改變體質是為了恢復正常，讓生理機能有自行調控的能力，明白如何處理內憂外患，因此中藥的目的是扶它一把，而不是壓制或控制。

平常若覺得大吃大喝後不太妥當，趕緊喝杯「減敏茶」或按按減敏穴，讓身體的干擾物質儘早離開體內，就能避免青春痘的發生或引發日後過敏的現象，讓體內迅速恢復平靜，而平靜無干擾就是簡單的保養之道。

減敏茶

材料：金銀花、北茵陳各 1.5 克，板藍根 1 克，甘草 1 片。
作法：將上述材料加入 500C.C. 水，以文火煮沸 10 分鐘，去渣後飲用。
調整：若有便祕者，加 0.5 克大黃。

減敏穴

穴位

1— 合谷穴：五指併攏，拇指與食指肉起最高處。

2— 曲池穴：彎曲手肘，骨肉交接彎曲處。

3— 陽陵泉穴：小腿外側，膝蓋髕骨韌帶下方平移之兩凸骨，兩凸骨 L 形交界處。

4— 三陰交穴：內踝高點往上四指，兩骨間。

5— 太衝穴：足大趾與第二趾交界處往上兩指處。

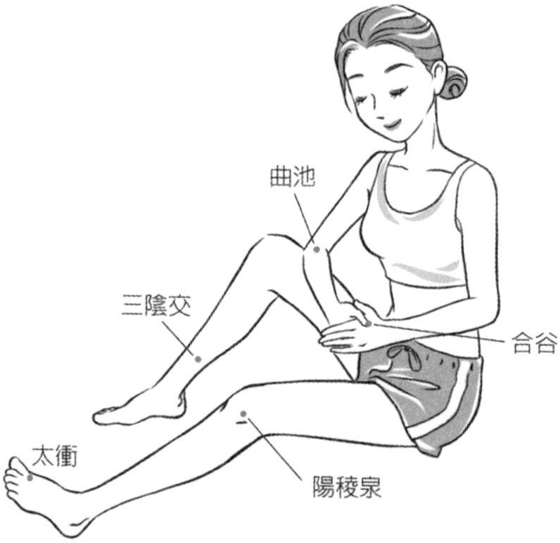

方法

1— 平時可按壓合谷穴與曲池穴，合谷穴往食指處按壓，曲池穴往骨端向下按壓。可以補氣、祛風、止癢。

2— 水腫、血液循環差或皮膚搔癢腫脹時，可按壓或輕刮陽陵泉與三陰交，刮痧時用圓滑的湯匙柄或刮痧棒，有痧輕刮即有，無須重刮。可活血去溼。

3— 皮膚紅癢可加入太衝穴按壓或輕刮，能清熱止癢。

十一、紅通通酒糟鼻，溼熱合化致使鼻頭皮膚敏感化

- 皮膚症狀　酒糟鼻。
- 體內警訊　溼熱體質，毛囊蟲感染。
- 治療方式　清利腸胃溼熱，通暢大腸宿便。

治療實例

前幾天，一位穿著時髦的年輕小姐來到我門診，一見到我就焦急地說：「施醫師，趕快救救我，我下禮拜就要結婚，鼻頭卻突然冒了幾個大痘痘，難看死了，怎麼辦？」

我仔細觀看她臉部的症狀後，緩緩地跟她說：「這不是青春痘喲！不過也不是皮膚過敏，是酒糟鼻。」

我再進一步詢問她：「妳鼻頭周圍的紅血絲是不是以前就有了？鼻頭的毛孔是不是一直都比較粗大？鼻頭長痘痘或發炎不只一次？還有是不是只要身體一覺

得熱，例如天氣熱、運動、喝熱湯、害羞等，鼻頭就會紅紅的？」

只見我說一句她就點一次頭，我就知道我所說的八九不離十，確定她所得到的就是中醫稱為「鼻赤」、「酒皻（ㄓㄚ＝皶）鼻」，也就是現代醫學稱為「玫瑰痤瘡」（acne rosacea）的酒渣鼻（rosacea）或酒糟鼻。

酒糟鼻成因①：脾胃溼熱鬱積體內而起

酒糟鼻是一種常見的面中部慢性發炎性疾病，過去多見於三十至五十歲的中年人，女性多於男性，但男性一旦得病則會較嚴重。隨著高熱量飲食習慣以及夜貓族生活，年輕女孩罹患機率已有上升的趨勢。

初期症狀只是鼻頭血管有擴張現象，容易出油，還有局部皮膚發紅。日久會呈紫紅色或是併發丘疹、痘瘡或膿皰，皮膚組織增生變厚粗糙，鼻頭日漸增大，表面隆起、高低不平，狀如贅瘤，像橘子一般。有些得病的人鼻子老是紅通通的，開車時很容易被員警誤認為酒駕而遭攔檢，造成不少困擾。

鼻子這個部位，是中醫所謂的「鼻者肺之官」，主掌呼吸道空氣出入的孔竅，即「鼻者肺竅」，足陽明胃經與手陽明大腸經同時從旁而過。陽明這兩條經絡有一個特性是「多氣多血」。「多」，是來源於食物的吸收與運化。

我們曾經提過「氣有餘便是火」，血雖屬陰寒，卻也容易因火而成血熱。陽明經的胃經與大腸經本質屬於多氣多血，如果過食高油脂、高糖與酒等高熱量或燒烤辣等燥熱食品，會促使氣血過度，腸胃溼熱增加，讓中焦（腸胃）熱所化之血，隨呼吸氣息，薰蒸鼻端，凝結皮膚成紅赤，形成酒糟鼻，嚴重時會蔓延整個面部。

從「生物全息率」（指生物體的某個局部能反映整個生物體的訊息）來看，**鼻頭是屬於脾的反映點，鼻翼是屬於胃的反映點。**

再依中醫生理學來看，脾怕溼氣（脾惡溼），胃怕燥熱（胃惡燥），也就是說，吃太溼冷的東西，容易脾溼，使肌肉溼氣過重（脾主肌肉），影響代謝；吃太燥熱的食物，易使胃火過旺引發炎症。**若嗜食辛辣烤油炸又喜喝冷飲降溫，一旦溼熱合化致使鼻頭部位皮膚敏感化，就會鼻紅生瘡而發膿。**

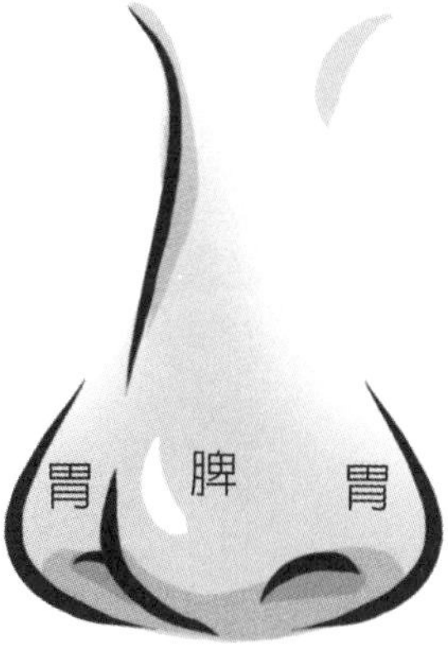

脾胃反射點

鼻頭是既怕冷又怕熱的部位，主要還是因為此處血液循環差的緣故。鼻頭是面部最高聳的地方，也算是身體末梢部位，中醫稱面王。

在正常的生理狀態下，心臟所打出的血液，絕大多數都供給重要的器官，只有少部分循環至四肢與末梢。

這也是為何天氣寒冷時，除了手腳冰冷之外，就屬鼻頭最容易凍傷。

相對地，當鼻頭發生炎症反應時，亦無法透過血液運送大量的白血球或免疫球蛋白來抵禦外邪，也無法藉由良好的血液循環來迅速修復組織。鼻頭若經常處於發炎腫脹的狀態，纖維組織一旦增加，便容易形成凹凸不平的鼻形。

酒糟鼻成因②：感染蠕形蟎蟲

相信很多人還有一個疑問，就是既然稱為「酒糟鼻」，原因是不是跟喝酒有關？其實酒糟鼻跟喝酒並沒有直接關係。許多女性沒喝酒一樣有酒糟鼻，而愛喝酒的男性卻不一定有鼻紅發炎現象。

這是因為除了溼熱體質外，感染蠕形蟎蟲也是個重要因素。大量的毛囊蠕形蟎會刺激我們鼻子周圍的皮脂腺，導致鼻子周圍皮脂腺下面潛藏一定的炎症基礎。此時若喝了性質屬於溼熱的酒製品，酒精就會透過血液加速刺激皮膚炎症發生，並且容易導致毛細血管擴張，致使鼻子上的炎症加重。

所以喝酒只能說是引起酒糟鼻炎症的發生或是加重的一個因素，而喜歡喝酒的人是不會因酒精直接引起酒糟鼻的。

熱是一種亢進的現象，屬於容易發生炎症的狀態；而溼是一種水氣聚集的現象，屬於水分代謝不良的狀態。當溼熱合化時就容易產生發炎腫脹、膿瘡滲液、瘡面溼爛潰瘍等現象。若無經絡不通、氣血鬱滯，使溼熱薰鼻，即便毛囊蠕形蟎也無法大量繁殖引發酒糟鼻。

自製漢方妙鼻貼

除了內服藥物治療外，最簡便的方式就是自製妙鼻貼貼鼻消炎。

將市售GMP藥廠（符合藥品優良製造規範之藥廠。）的大黃粉、苦參根粉以一比一的比例混合，以溫開水調勻，平鋪於化妝棉，貼於鼻頭處，在未完全乾燥時取下。毛孔粗大者可加入珍珠粉，以收斂水調勻敷貼，加強收斂與美白。

鼻頭充血或是纖維化凹凸不平時，可加入適量乳香與沒藥，達到活血行氣、化瘀止痛、消腫生肌的作用。溼熱搔癢時，再加入蛇床子，燥溼殺蟲止癢。

這些中藥敷貼法，對於紅鼻子或是其他熱性炎症都有很好的效果，在初期病勢不是很嚴重時，適當使用即可痊癒，只要同時減少熱性食品的攝食，相信令人討厭的酒糟鼻必定會跟你說掰掰。

酒糟鼻刮痧外治法

穴位

1— 大椎：項背正中線第七頸椎棘突下凹陷中。低頭時，項後正中隆起最高且隨俯仰轉側而活動者為第七頸椎棘突。

2— 肺俞：背部第三胸椎棘突下旁開一寸半處（左右旁開二指寬）（圖 1）。約與肩胛岡（圖 2）內側端相平。

3— 脾俞：背部第十一胸椎棘突下，旁開一寸半處。

4— 胃俞：背部第十二胸椎棘突下，旁開一寸半處。

5— 大腸俞：背部第四腰柱棘突下，旁開一寸半處。

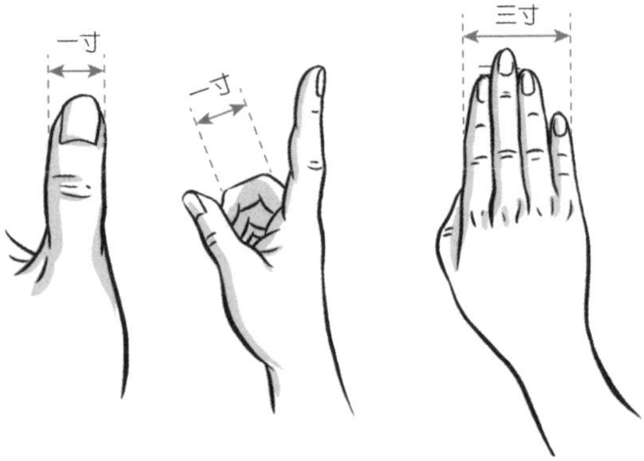

拇指同身寸法、中指同身寸法、橫指同身寸法（圖 1）

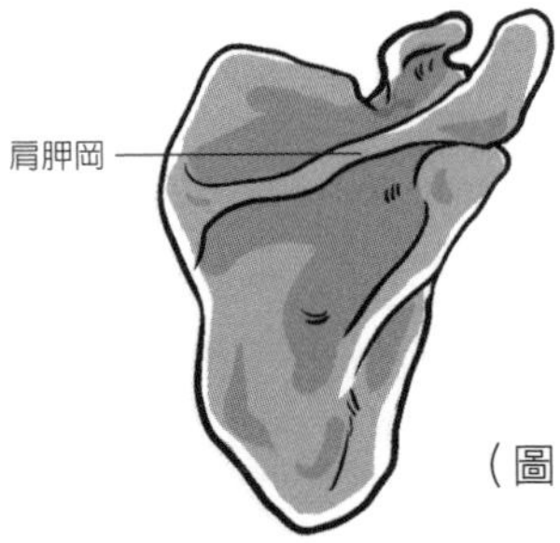

（圖 2）

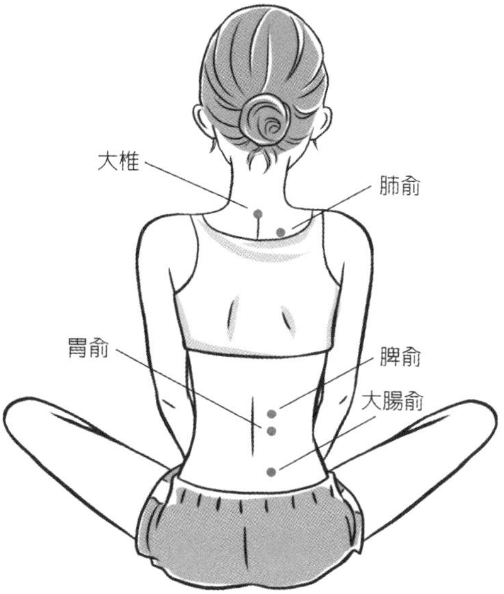

方法

1── 肺俞、脾俞、胃俞與大腸俞，可用刮痧板輕刮，刮時不使皮膚疼痛，有溼熱會自然出痧。

2── 大椎採用刺絡法，酒精消毒後，使用採血片或採血針（筆）點刺放血，將烏黑的血擠出，直至血為鮮紅色或是外散不能凝聚成球狀。

功效

1── 大椎具有退熱的作用，有熱象時可瀉熱，發燒時亦可退燒。

2── 肺俞、脾俞、胃俞與大腸俞直接連屬其相應臟腑，刮痧為瀉法，能疏通壅塞不通的經絡與氣血偏差的臟腑，使其恢復正常機能。

十二、皮膚奇癢難耐，注意是尿毒症的徵兆

- 皮膚症狀　皮膚搔癢經久不癒，小便泡沫多而不易散。
- 體內警訊　尿毒症。
- 治療方式　調腎補氣利膀胱。

在門診面對皮膚病患者時，我總是一再教育他們「皮膚病不是皮膚病」。皮膚有病，是因為身體內部各個臟腑機能出現異常，所導致外在皮膚出現各類型態的皮膚病徵，也是「內有故必形之於外」觀念上的實病延伸。例如伴隨惡性失眠、重度精神官能症、長期便祕、痔瘡、過敏性鼻炎、過敏性氣喘、痛風、肝膽疾病、糖尿病、高血壓與洗腎等。

也有部分原因是中醫經常談的陰陽不合、寒熱不調、氣血逆亂、肝腎失職等非實病的機能代謝失常或免疫失調。總之，皮膚癢是一切機能失常的開端，是一種提示、一種警告。

許達夫醫師曾出了一本《感謝老天，我得了癌症！》的健康教育書籍，我時常以這本書來安慰患者：**你應該感謝皮膚癢與皮膚病，因為它讓你提前明白你的身體生病了，該好好調整體質，正視你每天的飲食，回歸正常的生活，把不正常的機能調回來。**

皮膚病好時，正是身體回到健康狀態的同時，那時你會發現：從前只愛喝飲料而不愛喝水的自己，現在愛上了喝水；原本愛吃重口味，現在喜歡上原汁原味的清淡食物。無負擔的飲食生活習慣，同時也成就了無負擔的體質，自然沒有皮膚病，沒有其他慢性病，也沒有任何失調的不適感。

洗腎後的皮膚疾病是不可逆的

洗腎是回不去的疾病，自然皮膚癢與皮膚病變也難以回到從前。

腎臟科醫師曾提到，有八十％的血液透析病人曾經有癢的症狀，超過一半的尿毒症患者有明顯皮膚乾燥發癢的症狀，程度嚴重的會引發各類型的皮膚病灶，如抓痕、丘疹、乾燥脫屑、破皮、出血結痂、併發感染產生膿包、苔蘚化、結癤，皮膚顏色變暗變黃以及黑色素增加，也經常可見出血造成的紫斑。而且，洗腎時間愈久，搔癢的情況就會愈嚴重。

治療實例

有對夫妻曾一起來看皮膚病。先生只是在肚臍周圍有異位性皮膚炎，有明顯抓傷與皮層增厚，一個多月就痊癒了。

而他太太是四十五歲的洗腎病患，全身皮膚暗沉皮緊，因為貧血而面色灰黑脣淡，下肢外側白屑片片，皮膚乾燥且極度搔癢。對於這位病人，我誠實地說我恐怕力有未逮。在治療兩個月後，狀況未見改善，只是讓她眩暈的狀況好些、臉色清亮些，精神與睡眠品質改善些，皮膚白屑少些，但對於皮膚癢與大片白屑真的是回天乏術。

「上工治未病」，好的醫師是要預防疾病的發生，清楚疾病的發展，在疾病前期徵兆出現時，及時發現並立即斬斷疾病發展之路。

皮膚病治療，中醫師都會「問二便」，也就是詢問大小便的狀況。大便不通，次數過少，要通利大腸；小便減少，泡沫變多，要注意腎病變膀胱機能失常，給予補腎利水。如果加上腰膝痠軟、水腫、下肢無力、頻尿夜尿，小便不順暢等，即便皮膚癢，還是會以調腎治水為主要治療方向。

即使有尿毒前期病質（疾病的所屬體質），出現症狀如：尿液變少顏色變深、眼瞼出現浮腫；久坐後雙腿出現浮腫等，但病患不清楚或未告知，都會因中醫斷症辨質的方向正確而一併治療，不會因皮膚病的治療忽略腎病的發展。甚至應該說，皮膚病如果是因為腎臟排毒功能不良所引發的，所需要處理的是腎機能問題，而不是皮膚病。

如果腎臟有能力排泄各種毒素，就不會累積在體內，也自然不會引發皮膚過敏，造成嚴重搔抓皮膚損傷。

腎功能恢復，皮膚問題自然會解決

不論是中西醫，同樣都認同因血液中毒素增高，常會引起全身性皮膚搔癢。只不過西醫會努力去探求到底是哪一種毒素對身體產生刺激。像是血中組織胺的濃度偏高，蛋白衍生物增高，不能被透析清除的循環性毒素、血中鈣磷沉積、副甲狀腺荷爾蒙增加，或是血液透析中接觸過敏物質如肝素、塑化劑等，都被懷疑是潛在引起乾癢的原因。

中醫則是努力歸納病質的屬性，將之回復平衡，讓腎臟功能正常化，自然有能力去判斷，何為毒素須盡力排除，無須等待致病物質被檢出，即刻整體改造。

亦即有良好的機能，才有絕對的能力並能全面性地，去排除任何能被檢出與未能檢出的致病物質。更不必各個擊破，落得顧此失彼的窘境。

例如皮膚癢、皮膚乾、面泛浮腫或下肢腫、小便異常屬腎病；兼有腳冷惡寒、小便點滴而出、小便色清，屬腎陽虛的命門火衰，給予「濟生腎氣丸」這種類溫腎補陽的方劑溫熱化寒；兼有五心煩熱（指兩手兩足心發熱，並自覺心胸煩熱）、失眠盜汗（夜間汗出）、口乾咽燥、腰膝痠軟、舌質紅、小便色黃或濁，屬腎陰虛的腎水不足，需以「知柏地黃丸」此類滋腎清火的方劑以寒化熱。

身體自有一套運行方式，只要穩定，任何事它都能處理，中醫雖不探求細節之處，卻能以恢復整體偏差，來讓系統穩定地處理它應該處理的事，不至於揠苗助長、過度干擾或是不知所措。

吃出來的皮膚病與腎臟病

有正確的知識而能預防在先，不但能治皮膚癢的問題，還能預防或治療尿毒的腎病質（中醫概念腎的所屬體質，症狀包括腰膝痠軟無力），避免走上洗腎的不歸路。

基本上，皮膚病與腎臟病都是吃出來的病。皮膚病患者多數喜歡吃口感好、

氣味香又方便的再製食品，也就是通常含有過多的食品添加物；腎臟病患則多數喜歡吃來路不明的藥物或保健食品。

這些再製食品、藥物與保健食品大多經腎臟代謝，如果腎臟的負荷過大過久，不是導致皮膚癢形成皮膚病，就是逐漸形成慢性腎病。特別是晨起容易疲倦腰痠，小便泡沫多混濁不易散者，這時就要開始改變生活與飲食習慣。

俗語說「天然的最好」，如果能順應自然，當然就會少病痛。

護腎止癢按摩法

穴位

按壓三陰交、湧泉、太溪穴能保養腎機能，按壓曲池、太衝、陽陵泉、足三里能減少皮膚癢。

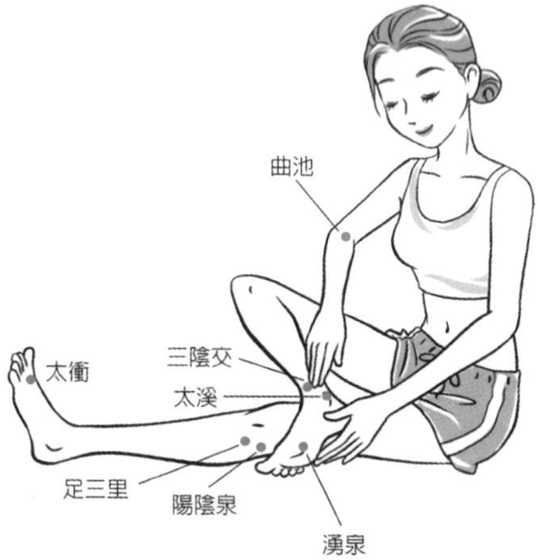

方法

以徒手或按摩棒刺激穴位，按壓時穴道會有痠麻脹痛的感覺，此感覺是必要的，但勿下手過重造成肌筋膜損傷發炎。一穴位一次可按壓 10 下休息 1 分鐘再按，共 5 次即可，按完後可使用溫水熱敷（按至發炎者勿熱敷）。

功效

毒素不累積，過敏物質不殘留，皮膚就不會發癢，精神也不會昏沉疲勞，持之以恆，能讓腎機能持續運轉而用到老，無需擔心尿毒症會提早報到。

提醒

在按壓這些穴道之前，應先喝 500 至 700C.C. 的溫開水，拍一拍小腿肌肉，利用水與穴道的刺激，來沖洗我們的身體，強化腎臟的排水與解毒的機能。

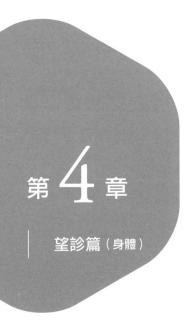

第4章

望診篇（身體）

暗藏玄機的身體症狀，要這樣解讀

髮、唇、人中、指甲……

身體各部位傳達的警訊，你看懂了嗎？

一、髮相差，健康也會差

・皮膚症狀　掉髮，頭髮乾枯易斷。

・體內警訊　掉髮是因血虛（肝血不足，腎陰虛），溼熱上炎（過食油膩口味重的食物），壓力過大引起。乾枯易斷的髮質是房事不節的腎氣虛、營養不良的脾陰虛，或過度勞累的肝血虛造成。

・治療方式　滋陰養血，清利溼熱，調暢情緒。

近年來髮質變差以及嚴重掉髮的人有增加的趨勢，來我門診中的不少病人也都提到他們有早生華髮或異常掉髮的困擾，而且從十幾歲的年輕人到五、六十歲的中年人都有，可見秀髮真是人們的三千煩惱絲。

關於頭髮的問題，大部分人認為是毛根上的事，其實諸多原因是來自毛根下的皮質。頭皮如同土地，而髮如草，土質不佳不但長不出綠油油的小草，更難有大樹可見。

改善掉髮要補氣血，祛溼熱

頭髮是有生命的，頭髮的生命週期依照著生長期→退化期→休止期→生長期循環不已，這樣的循環在女性可維持四到七年甚至十二年，一旦休止期無法再進入生長期，頭髮便會掉落，由新的毛囊重新開始一個循環。

頭髮的休止期愈長，或是循環次數減少、週期漸短，頭髮就會日益稀疏。正常情況下整個頭皮約有十分之一的毛囊是處於休止期，一天約有一百到一百五十根的掉髮。

從中醫的角度來看，掉髮常見的原因有三：一是血虛，二是溼熱，三是壓力。「髮為血之餘」，頭髮的營養來源在於血，血液充足才能生髮，以初經至更年期前的女性來說，肝血是主要影響的因素。肝血虧虛的話，沒有足夠養分可送達末梢的頭皮，就比較容易掉髮。

更年期後的女性掉髮則偏屬腎陰虛。根據「腎主骨，其華在髮」的基礎，更年期後，荷爾蒙減少為陰虛，陰不足，會骨質疏鬆與掉髮，這時候想護髮恐怕不容易。

治療實例

有位十四歲的小女生由媽媽陪同來就診。她說自己在初經來的第二年就開始掉髮，而且經量少，經期也不規則。我看她的頭髮，的確是掉得滿嚴重的，直視就可見頭皮了。

小女生服用半年的養血藥後，雖然偶爾也會在長髮的同時因為上火而長一些青春痘，但經量變多，頭髮也濃密許多，這是少數長時間使用補血藥治療的個案。

在處方得宜的情況下，約八個月後，髮質變得更強韌，已經可以使勁地拉而不掉髮。雖然治療的時間長了些，但小女生覺得很值得。不僅不會再被同學取笑，男性朋友也多了，更重要的是人變得有自信，不再畏畏縮縮。

治療實例

有一位產後的媽媽嚴重掉髮，幾乎是擴大版的鬼剃頭，也就是突發性的圓形禿。她是屬於產後氣血大虧，血氣無法上榮的掉髮。也就是因產前氣血本弱，加上產程過長失血過多，使氣隨血去，造成產後掉髮過度，此時休止期的毛囊可高達七成左右。

在以中藥調理坐月子一個月，緊接著再補氣養血約三個半月後，掉髮狀況即恢復。原本乳汁不足也變多，這是因為女性的乳汁乃氣血所化之故。《景嶽全書》指出：「婦人乳汁，乃沖任氣血所化，故下則為經，上則為乳。」產後的諸多問題都與月子沒坐好有關，或是因氣血恢復過慢所致，不僅會掉髮，產後乳汁不足，之後的月經量都會偏少，甚至月經來的時候會有嚴重腰痠的現象。想要避免產後憂鬱與病況，產前身體氣血的維護是相當重要的。

溼熱引起的掉髮在年輕人中最常見。飲食過盛會造成胃中積熱，熱盛火炎，火勢向上，頭皮出油發炎，毛孔大開，毛囊發炎萎縮，週期循環提前結束使髮量迅速減少。這時如果誤用補藥反而會火上澆油，要以清熱利溼的方式為主。

最快的方式，是請中醫師開立一些蕩滌腸胃、通腸瀉下的方子，拉一拉肚子，把不該留在體內的溼熱之氣與腐臭之物一掃而空，就能避免濁氣上乘、溼熱上炎，引發毛囊發炎而掉髮，一旦發炎的因素不再，新生毛囊就會重新展開新的生命週期且屹立不搖。

治療實例

有位二十七歲的緊張姐因個性多愁善感又容易緊張，日漸引起月經失調。

她自己誤服調經藥好幾週，結果適得其反。要治療月經失調本來應該疏理情志，卻反使肝氣鬱結；應調暢肝氣，卻反使肝氣不疏（因肝經環繞子宮，情緒波動會影響肝經運行的順暢與否）；應舒暢鬱火，卻使肝鬱化火。而且還讓頭皮發熱，造成落髮加劇。

我一聽她的自我療程後，趕緊用引熱下行的藥方才讓情況獲得控制。臨床上發現，緊張的人容易發抖也容易上火，更容易覺得累，一旦因緊張造成月經失調，就會直覺地想到自己是不是太虛了。

而一般的民眾對中醫的理解都是「要補」，所以當月經問題發生時，腦海裡理所當然也會浮現唯一想到的補血劑「四物湯」。中藥房因為不是診所而只是賣藥，你要四物湯就會賣給你也不會多問。但吃的時間一長，就讓其實「不該補」的「鬱火」（因為緊張的個性容易肝鬱化火，產生緊張面紅耳赤、手汗心跳快等症狀）冒出火來，讓頭皮發熱而髮落滿地。

既然熱在上而火上炎，就可以利用前後分消法，利尿與瀉下並行，將多餘的熱從大小便帶離，火勢退，毛根就不會再掉了。

壓力會使人一夜白髮，也會使人一夜掉髮，最常見的就是鬼剃頭，也就是圓形禿。壓力引起的禿髮多屬於「休止期掉髮」。而中醫認為壓力會讓情志過度，大量耗傷精氣與陰血，使頭髮掉落。

特別是「恐傷腎」，也就是過度憂慮恐懼害怕，會使「腎其華在髮」的功能受到嚴重的損害，短時間讓毛囊進入休止期而掉髮。

治療方面除了要補足精血外，一定要放下心中的那塊石頭，才有機會恢復飄逸的秀髮。

治療實例

有位小姐因男朋友的完美主義個性，讓她處處謹慎小心唯恐犯錯。長期處於戒慎恐懼的心理狀態，讓她不到一個月內頭髮幾乎掉光。

我在治療時，要求她男朋友一定要隨侍在側，並技巧性地讓他明白這種掉髮是來自於無法紓解的壓力，不是單純用藥可以治療的，而是要讓她開心愉快不鬱悶才能恢復。

我說大家都知道「己所不欲勿施於人」，卻往往在做「己所欲強施於人」的事，特別是要求身邊的親人完全配合，這是一種相當高張的壓力，會致人於病的。

幸好男友日漸改善自己龜毛的個性，並對女友呵護備至後，這位小姐嚴重掉髮的情況也逐漸好轉。

乾枯易斷的髮質表示肝脾腎失衡

髮質乾枯易斷也是令人煩惱的事，這與毛囊健康有關。即使沒有發生掉髮，但倘若頭皮僅能維持毛囊相對的健康狀態，讓頭髮的循環週期不致太短，但毛囊卻無法製造足夠的色素，也無法維持表層毛鱗片的平順，髮質就會缺乏彈性與溼潤度。

頭髮如果乾枯、易斷、無彈性，其原因與掉髮相似，不過與壓力無關，而是屬於房事不節的腎氣虛、營養不良的脾陰虛，或過度勞累的肝血虛，加上讓頭髮過於乾燥（如：曝曬或電燙）、化學刺激（如：染髮劑、塑形劑），頭髮才會糾結、毛燥、分叉、斷裂。

想要使用自然的方法讓不良的髮質回春也不難，可以在頭髮洗淨後，利用全雞蛋護髮，蛋白液直接洗頭皮，蛋黃加少許水潤髮十分鐘，再以溫水洗滌，即可令髮黑而柔順。但對雞蛋過敏者勿用。

或是每天食用黑棗五顆，黑芝麻、黑豆漿替代亦可，也能讓頭髮烏黑亮麗，長髮繼續飄逸。

梳子穴道按摩法

工具

使用梳齒尖端呈圓珠狀的按摩梳。

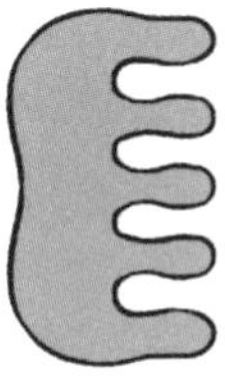

方法

以點狀敲擊法，利用圓珠狀的梳齒尖敲擊頭皮。
先由印堂穴直上髮際處，逐漸敲至風府穴，次由眉頭攢竹穴直上髮際處逐漸敲至天柱穴，再由瞳孔直上髮際處，逐漸敲至風池穴。

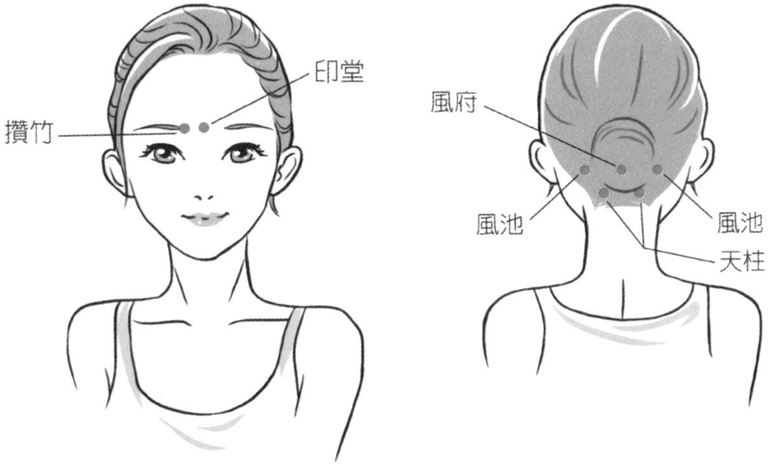

功用

刺激督脈、膀胱經與膽經所經過之穴道，達到疏經通絡，通暢血脈，毛生髮長的功能。

二、溼熱體質者，傷口易感染變蜂窩性組織炎

- 皮膚症狀　傷口四周泛紅，紅疹腫脹熱痛，化膿發燒。
- 體內警訊　身體壅滯溼熱，毒物代謝不良，發炎腫脹體質。
- 治療方式　化溼解毒，減少細菌增長機會。

你可以想像，一點點破皮，就可以奪去一條寶貴生命嗎？

大部分的人常輕忽身體的小警訊，對於醫師的勸告也當耳邊風，等到演變至難以收拾的情況，才悔不當初沒有早點防患於未然。

我常說，不要等到火燒屁股才叫疼，也不要期待他人雪中送炭，更不要等到疾病真的發生時，才急如熱鍋上的螞蟻四處求醫。其實，維護健康並沒有那麼難，只要多一些知識，多一些關懷，再多懂一些中醫道理，就無須等待檢驗報告或是病發來提醒。

溼熱體質的人容易得香港腳

治療實例

在二〇一〇年，我曾治療過一位病患，讓我印象很深刻。

他是一位體型高壯的三十六歲男子。初看到他時，只見他全身一副厚重的感覺：溼黏的膚質，暗沉的臉色，疙瘩的臉皮，灰紫的唇色，還有撲鼻的體味。直覺他就算目前沒有高血壓、高血糖和高血脂等三高症狀，將來也一定會步上此路。

在我還沒問他是來看什麼病之前，就先劈頭說了一堆勸誡他的嘮叨話，讓他一臉狐疑。我警告他說：「你現在這種體質，即使身體檢查一切正常，但仍處於高發炎的狀態，最好避免受傷，好好治療一段時間，保重身體。」

再看到他是快一年之後，只見他左小腿裹著紗布，一跛一跛地走了進來。我本以為他是出了車禍，後來掀開紗布一看，發現他的足背被深深地刮掉了兩塊肉，整個小腿至足趾，腫脹得相當厲害。

他解釋是因為急性蜂窩性組織炎，緊急住院開刀切除壞死組織。當時發燒使白血球數高達三萬多，醫師擔心會引發敗血症，因此快刀斬亂痲。

醫師說這是細菌透過足趾香港腳的破皮處，滲入血液中所引發，因體質特殊而引起急性蜂窩性組織炎，病勢發展下去，再慢一天恐怕就會變成敗血症。他想到我當初勸告他的一番話，直呼好險撿回一命。

而他也說，其實之前在抽血檢查時，已發現血糖有偏高的現象，但卻不放在心上。我開玩笑地說：「不是不報而是時候未到，現在等到了開心嗎？」他只能苦笑著聽我調侃他而無法回應。

蜂窩性組織炎治療前後圖① 請參考215頁

香港腳好發於足趾較熱、容易出汗的地方，剛好黴菌與細菌都很喜歡這種環境。黴菌會造成香港腳，細菌會引發炎症。只要是溼熱體質的人，尤其是足部潮溼的人就容易有香港腳，鞋子襪子也容易因感染細菌而發臭。這種既溼又熱且臭的環境，在身材肥胖、膚質油膩的人身上經常出現。

尤其是**身體異味感很重的人，都是處於身體輕度發炎的狀態**。例如胃潰瘍、口瘡、舌瘡、牙齦發炎的人容易有口臭，口乾舌燥又急性腹瀉的人，排泄物會惡臭難聞。還有，女性分泌物呈黃或綠或暗褐色時，陰道時有難聞的異味，甚至月經所排出的血都令人掩鼻。

因為人體細胞是由蛋白質構成，動物性蛋白被細菌腐化的味道都是腐臭味的，發炎是細胞遭受細菌腐化，所以疼痛發炎時就會產生臭味。

仔細想想，吃葷的人嘴巴與糞便比較臭，吃素的人較不會。（其實動物也是，如馬、牛、羊。）

溼膩體質的人身體會溼熱油膩而出汗多，體熱高逼油外出，就容易提供細菌感染的機會，造成發炎。上述例子中的那位先生雖暫時沒有三高危機，卻惹來黴菌引起香港腳搔癢，抓破皮再讓細菌滋生，長驅直入體內而引發急性血液感染。

蜂窩性組織織炎是傷口細菌感染

什麼是蜂窩性組織炎？人體皮下脂肪層有一區區如蜂窩狀的組織，讓細菌有機會經由表皮傷口侵入真皮和皮下組織，在組織空隙內迅速滋長，釋放毒素，並且引起紅、腫、熱、痛的發炎，此狀況就稱為蜂窩性組織炎。

當人受傷後，傷口及其四周表面泛紅，有紅色斑點或起如紅疹般的腫大隆起，按之柔軟但中央出現硬結且紅腫，傷口周圍溫度偏高，有壓痛或持續性疼痛，這時就極有可能已經感染蜂窩性組織炎。若出現化膿及發燒症狀，表示皮下脂肪層已經嚴重發炎，延誤治療可能會引發敗血症，危及生命。

小小傷口可能會要你的命，特別是體虛免疫能力低下或是陽亢體溼的發炎體質，對於微小創面都不能輕忽。

單純壓力大、過勞也要注意，如藝人王心淩曾因勞累而嘴巴破生口瘡、言承旭因虛火而牙齦發炎，都曾引發輕度的蜂窩性組織炎。

更需要謹慎小心的是不論高矮胖瘦，**有長年糖尿病，下肢傷口不容易癒合，或知覺遲鈍的患者（為痰熱溼滯與血熱瘀滯），只要有傷口，都容易引發嚴重發炎**，所以要提高警覺。如患有糖尿病的前基隆市長許財利，就差一點因蜂窩性組織炎而截肢。

治療實例

記得我太太在第一胎產後第四個月被蚊子叮到三陰交穴的位置，周圍皮膚在二十四小時內馬上紅腫熱痛無法觸摸。由於她產後無法有完整的睡眠，即便月子做得好，還是引發了蜂窩性組織炎。

當時我以金銀花、蒲公英、黃柏等藥清熱為她解毒三天，之後再調養一下肝脾兩虛的體質（吃不好為脾虛，睡不好為肝虛），約一週後就痊癒了。

蜂窩性組織炎治療前後圖②請參考215頁

哪些人是嚴重發炎的高危險群？

依據現代醫學歸納，蜂窩性組織炎的高危險群包括下面六種。一、體內糖分過高，易提供細菌生長環境的糖尿病患；二、對細菌的抵抗力較弱的老年人；三、容易在患部產生傷口感染細菌的香港腳病患；四、末梢血液循環差，對於病菌抵抗力不佳的肥胖者；五、免疫受到破壞，如免疫力較低的化療患者；六、壓力大與勞累容易發生潰瘍或發炎的患者等。以上，都是容易罹患蜂窩性組織炎的高危險群。

文中一開始提到的那位男患者至少就囊括了兩到三項，因此我才會在事前向他提出警告。

再從中醫角度來看，肥胖加三高的人，是痰熱溼滯與血熱瘀滯的高風險族群，也同樣是蜂窩性組織炎的高危險群。

「溼」是指留在體內未能被正常代謝的水分，「痰」是比溼更黏稠的液態物質。體肥會使痰溼增加，痰溼會使身體循環變差，造成鬱熱（火氣大）以及血瘀（血液黏稠度增加），部分血液循環產生停滯現象。這種狀況最容易發生在中醫所謂的「脂人」、「膏人」與「肉人」這三類體型碩大的人身上，由於循環差（特別是下肢），一旦發生感染，病勢便容易迅速發展。

脂膏肉這三種類型依據《黃帝內經》的分法為：「肉人」骨骼肌肉壯實，皮肉緊湊，肌理緻密，如健美先生。「脂人」軀體和四肢肥瘦比例均勻，脂肪多，肉鬆軟，富有彈性，通常全身肥胖，以女性居多。「膏人」腰背腹部明顯肥胖，而臀部四肢卻相對瘦小，腰腹圍大於臀圍，縱腹垂腴，以男性居多，泰半有啤酒肚。

同樣再以之前的男患者為例，他就屬於膏人，因為他又高又壯。這類人不問什麼病，在慢性期都要從痰、溼、膩、瘀、滯來改善病理狀態，即使蜂窩性組織炎在急性處理告一段落後，也是如此調治，才能避免再次發生，並且阻止所有慢性病的形成。

我們常聽說「小問題大關鍵」，身體也是如此，小毛病如果不留意，也會變成大病痛。特別是中醫師對於人體變化的敏感度較高，對病人苦口婆心的勸告往往被戲稱是危言聳聽，其實真的是事出有因，醫師才會提出警告。

只要多注意身體機能的改變並細心看待，絕對是「小問題沒問題」，必能安全過關的。

百會穴能強化免疫力

穴位 百會穴

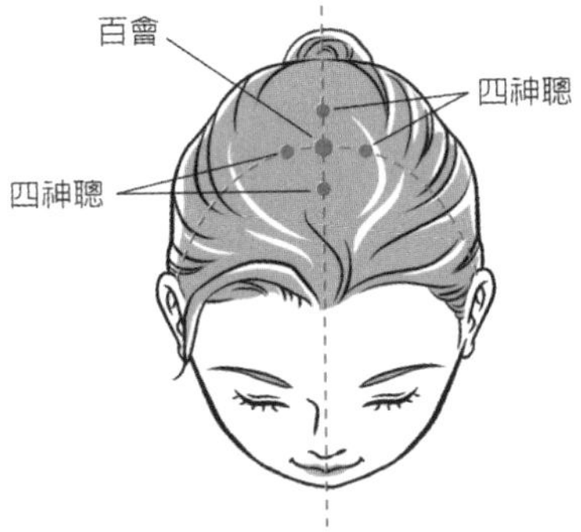

位置 在兩耳線與印堂垂直線交會處。

方法 以手握空拳，拇指與合谷穴向頭頂百會穴敲擊，微有聲響，10 次為一個循環，可做五個循環。

禁忌 紅腫熱痛與有傷口忌用。

功效

1── 百會穴名稱的由來是因「頭為諸陽之會」，也就是所有陽經聚集的地方，而諸經陽氣又都聚於此穴，因此稱為百會。具有提補陽氣上升的功效，凡是免疫力差、體力差、記憶力不佳、精神不濟、長不高、中風後遺症等，都能藉由刺激百會得到幫助。

2── 此敲擊法同時會刺激百會四周旁開 0.5 寸的四神聰，可以順道開竅醒腦開發智慧。

三、從嘴唇透視心臟的健康，及時救自己一命

- 皮膚症狀　唇色暗紫。
- 體內警訊　心臟有問題，或身體缺氧。
- 治療方式　化瘀通路，通暢血管。

明朝胡文煥所著的《瓊琚記．桑下戲妻》中寫道：「只見唇紅齒白，桃花臉，綠鬢朱顏柳葉眉，因此不忍而去。」奠定了唇紅齒白為美麗女子的條件之一。基於此，女性出門前都會塗上口紅，讓氣色看起來精神些。

唇的顏色不但會影響視覺上的美感，也代表著健康的良窳。

一般人會特別注意唇色太淡，是否有貧血、血壓過低、出血過多的問題；也會注意唇色太紅，是不是有火氣大、發燒、藥物過敏、皮膚炎等體內過熱。但是，卻少有人會檢視自己的唇色是否呈紅紫或暗紫。大部分的人都不知道，唇紫在健康上具有「重大」或「危急」的警示意義。

心臟缺氧可以從唇色看出來

在中藥名方「血府逐瘀湯」中就有提到：「主治胸中血瘀、血行不暢所致之胸痛……舌質黯紅、舌邊有瘀斑或舌面有瘀點、唇暗或兩目暗黑。」血府指的是胸腔，胸腔的疼痛大多數是來自於心臟的問題。

因為心主血脈，負責把肺交換的充氧血輸送到全身各處，當心臟運行血脈的功能受阻時，會產生「不通則痛」的警訊，舌質、舌下絡脈（舌下的青筋）與兩唇就會發紫，這時必須以通暢血脈的方藥來化瘀通滯，避免發生心臟方面的問題，如心肌梗塞。

唇紫或暗的另一個意義是，身體已經面臨缺氧的狀態。除了顯示有嚴重的心臟病，肺部疾病與呼吸道阻塞性疾病外，其實多數人都是處在慢性輕度心肺血瘀狀態，血瘀就會血虛，血虛便會發生缺氧狀況，唇色逐漸發紫而暗。此時，人的記憶力會減退，會忘東忘西、容易疲勞、經常打呵欠、胸口覺得悶、太累時胸口會刺痛，或有心臟悸動、急速跳動、空跳無力感的現象；甚至連續失眠幾天，體力不支發生暈倒的情形。

有一部分抽菸民眾的身體敏感性不佳，即便已經有兩眼無神、兩目暗黑、兩唇暗紫、兩手發顫抖動的症狀，問他們會不會覺得很累、渾身無力、腰痠背痛，得到的答案都是「不會」，只是會很想睡覺、時常要深呼吸（臺語說的「喘大氣」），偶爾胸部有悶脹感而已。

這樣的病患，把他們的脈，都會覺得脈中的血流很不順暢（也就是中醫說的「澀脈」），兩肩也很緊繃，還有兩手手指末端指尖紅脹，顯示已經有心肌缺氧的現象，但他們卻不自覺心臟已潛伏危機，有猝死的凶象。

反應遲鈍的他們，通常在未見危急重症時，是不見棺材不掉淚的。我建議這些人不要抽菸，要去做心臟檢查，他們都只是一笑置之，如當耳邊風。

胸悶時可搭配觀看唇色與舌下青筋

也有些人是很注重健康的，當覺得胸部有不適感，或呼吸閉悶感，會去做X光、心電圖、斷層掃描。但當結果顯示一切都正常時，他們也會不免疑惑是自己多疑了，還是其實應該要更提防潛在的心臟風險。

臨床上經常遇到有如此困擾的病患。這時，我都會先看看他們的嘴唇有沒有發紫或暗紫，再瞧瞧舌下那兩條細小青筋是否粗脹發紫。

其中一部分病人如果有唇色發紫的現象，就會以血瘀症做預防性投藥，也就是進行所謂的「調理」；或是直斷為心肺瘀阻，氣血凝滯，直接以活血去瘀的方藥來治療。

在症狀逐漸解除的同時，紫瘀的現象會慢慢退去，顯現淡紅溫潤的正常唇色，神情萎靡的現象也會一併消失。胸膛開闊，精神也會變好，人的膚色自然漂亮多了。

治療實例

有一位二十五歲的年輕人由他媽媽介紹來看診。

來之前。媽媽就已經先跟我說她兒子年紀輕輕長得高大，就是面色很不好看，「青恂恂」（tshenn-sún-sún，臺語形容臉色發青發白）的，經常胸悶會捶胸口或咳嗽，精神萎靡不振也睡不好，記憶力還變得很差。

我看了這位年輕人之後，覺得他不僅臉色青灰像是塵垢照面，嘴唇暗紫如灰更是吸引我的目光。

我對他說：「你整個胸腔充滿氣滯血瘀的狀況。肺主氣心主血，你的肺與心臟都不好，所以身體很缺氧。還有，你的咳嗽不是感冒，胸口悶脹偶爾刺痛也不是因為『煞到』（臺語形容運動後馬上喝冰水造成胸悶的現象），而是上焦（也就是胸腔）氣血循環出現問題，充氧血無法順利運送到全身。特別是位在心肺上的頭部，血氣一不足加上不通順，臉色就會以青紫來告知。

我以類似上述文中所說的血府逐瘀湯為基礎方來變化處方調理，治療一個多月後，年輕人的精神與氣色明顯好多了，咳嗽胸悶也不復存在。幸好他現在就將身體調理好，不然等到三，四十歲時，工作與生活壓力再加大，猝死的機率可能大增。看看那些在網咖的少年與過勞的上班族突然死亡的個案，都不是沒有原因的，只是大家都忽略了而已。

治療實例

有位患有慢性蕁麻疹而長期使用西藥控制的三十二歲小姐，想要戒除藥物依賴，於是改看中醫而來找我。

在治療前我已提醒她，患有類固醇依賴的皮膚病，在服中藥初期會有反彈惡化的排毒現象，此為過程而不是誤治。但卻沒想到她用藥後嚴重到眼紅腫難睜眼，唇紫腫難喝水，於是我趕緊改換清熱化瘀利溼的藥物，以治標為先，在四天後症狀便消退了。

可見某些體質過敏的患者，對強烈控制症狀的部分西藥容易產生瘀滯不通的病理現象。由於這些控制藥壓制與降低生理反應的結果，使得瘀滯的現象在中藥強化體質後，身體有能力顯示病徵時全盤托出，就會顯現唇紫腫，乃至身體其他部位也會產生紫腫的反彈現象。

由上面這兩個例子可知，唇紫絕對是一種警示的顏色，不同於一般唇淡的虛弱相，是屬於攸關生命的唇色。若忽視不見，不是讓隱性疾病更形惡化，就是突發病況讓人措手不及。

心悸且唇紫時要多休息

每個人天天都會照鏡子，女性更會因為經常要塗口紅而留意到嘴唇，所以應當習慣性地檢視唇色是否有不同於以往之處。尤其是有疲勞倦怠、呵欠連連、胸悶刺痛等現象時，就更要時時注意唇色的變化。**若發紫，不論青、紅、暗，就代表心臟已經缺氧了，千萬不要再過度勞累，趕緊休息。**

若忽然心臟亂跳，心悸不適，面青唇紫，除了要放下手邊工作，趕緊平躺外，也要盡量深呼吸，放鬆心情，不要緊張，等待病勢度過或送醫治療。

以「小小現象，大大關鍵」來形容唇紫的病理現象，是再適當不過了。因為身體各部位發紫的症狀都尚且可以等待治療與回復，就是臉部及唇部的色紫千萬不能輕忽怠慢。

上焦心肺各主氣血，一旦氣血不至，輕則神魂不清、體力不濟，重則心肺驟停，回天乏術。即便平時有從事運動，一不小心還是可能會像前國民黨副祕書長廖風德一樣，在無預警的情況下於登山後猝死。

身體的病痛其實是有跡可循，但我們通常不自知，藉由這本書讓您有機會細查唇色狀況，或許就此逃過一劫，不論如何，在為美麗加分擦口紅的同時，多一秒看一下，有時是可以救上一命的。

心胸開鬱湯

材料：丹參、鬱金各2錢，香附1錢。

作法：**1.** 將上述藥材請藥房幫忙磨粉。

2. 唇紅紫加黃連1錢，唇暗紫加當歸1錢，唇青紫加桂枝1錢。

用法：一天服用約1至2小匙做保養。

功效：日久可達到通暢血脈，預防栓塞性疾患的功效。

四、從人中透視體內，提前預防卵巢早衰

- 皮膚症狀　人中溝稜線不明顯。
- 體內警訊　月經失調，不孕，卵巢功能退化，更年期前兆。
- 治療方式　多吃植物性荷爾蒙（異黃酮素），避免人中受傷留疤，按摩人中穴。

「人中」是中醫面部望診的一個特殊部位，經常用來觀察生殖泌尿系統功能。《黃帝內經》的〈靈樞．五色〉篇提到：「面王以下者，膀胱、子處也」，面王是指鼻子，面王以下指的是人中溝（在上嘴唇和鼻尖之間的一條溝，又稱「鼻唇溝」），人中溝可以觀察子處的問題，而子處講的是現代的子宮或膀胱。

大家認識的人中，一般指的是「人中穴」，是在人中溝的一個穴道，位置就在人中溝上，近鼻下三分之一、唇上三分之二處，用手指按壓可以感受到在上牙齦與牙齒交接處。昏迷時可以按壓人中穴急救。

談到婦科疾病的望診法，觀察的不是「人中穴」而是整個人中溝這個區域。

年輕的女孩，人中溝的左右稜線都相當明顯，可以明確看出人中的寬度與形狀。

在更年期以後的婦女，稜線消失上唇平坦一片幾乎不見人中溝，就表示生殖泌尿系統功能已進入衰老階段。

月經失調、不孕、更年期都可從人中溝看出來

中醫要瞭解，婦女是不是會提前進入更年期，高齡產婦是否還有機會懷孕，月經調理恢復程度如何，都可以透過人中溝的肌肉彈性與形狀來辨別。

凡是女病人來就診，說要調整月經，想讓週期正常的，我都會先觀察她們的人中溝。

只要發現她們的人中溝不是很明顯，面色泛紅，比一般人怕熱，或是跟自己之前的狀況相較是怕熱的；還有神情緊張、兩眼無神、失眠等症狀，這時，我都會保守地說：「我盡力而為！」

因為，這表示病人即將進入更年期，是處在卵巢退化、荷爾蒙不穩定、月經紊亂的階段，已無法利用中醫治療恢復月經週期。但失眠怕熱、緊張心悸等的更年期症候群則是可以治療的。

若是為求子而來，年齡超過三十八歲的，不但要問子宮檢查是否正常，例如

有無畸形、肌瘤、內膜異位或輸卵管阻塞等問題，還要仔細觀察其人中溝是否已經逐漸消失。

功能性不孕是中醫善治的領域，然而一旦人中溝稜線不明顯，整個上唇幾近平坦，就不是盡心盡力就有機會，此時必須要保守看待。

治療實例

我的同學王小姐在三十出頭時生了第一胎，現在兒子已經七歲，卻始終無再懷孕的跡象。在至婦產科檢查後，發現卵巢功能不彰，給予荷爾蒙治療後兩年還是不孕，一停荷爾蒙藥，月經也跟著消失，時有時無。

當時我見她胖了二十公斤，人中溝已不明顯，面色泛紅，應該是提早進入停經期，再受孕的機率不高，就勸她放棄。即便她提到要不要做人工生殖，我還是淡淡地向她說明，這不僅是精子與卵子能不能結合的問題，更重要的是，荷爾蒙能不能支持妳整個懷孕的過程，荷爾蒙不穩定，即便人工受精成功，胚胎植入子宮也還是留不住啊！

治療實例

曾有一位約三十九歲的女性來就診，她女兒當時已經六歲。她一直想生兒子卻始終未孕，因此尋求中醫的幫助。

我問她月經狀況，她說經期正常，稍有痛經，血塊較多，容易腰痠，白帶多。我觀察她的人中溝依然清晰可辨，判斷其更年期應該在六十歲左右，想受孕還有機會。我便答應治療，只是不保證必定生男生。

約八個月後，這位小姐懷孕成功，並一舉得男。

保養卵巢從飲食著手

如果卵巢提前「退休」，分泌性激素的功能會隨之衰退，女人也會迅速衰老。不但會產生前面說的高齡不孕、更年期提前發生等婦科問題，連帶使得皮膚變差，出現色斑、毛孔粗大、乾燥等現象。

擔心卵巢過早退化，在鏡子前梳妝打扮時，可以順便看看自己的人中部位，有沒有變得不明顯。或是與姊妹淘相聚時彼此比較一下，各自的人中線是否都還很清楚。並和進入更年期後的媽媽，比對一下自己的人中溝是不是比媽媽顯著。

如果人中溝提前退化，但生理期還算正常時，就要開始保養卵巢，多吃一些植物性雌激素（異黃酮素），如豆漿、豆腐、味噌、鷹嘴豆等黃豆類製品，以及扁豆（四季豆）、花生、甜薯、紅蘿蔔、蒜、綠豆、紅苜蓿類等天然植物。

不過，有兩點須注意：一、以黃豆為例，根據國立中興大學的研究指出，以五十度的熱水泡豆八小時，較能有效轉化大豆異黃酮，讓原先活性大豆異黃酮的含量增加了六倍。二、黃豆中的大豆異黃酮，雖然屬植物性雌激素，結構與人體雌激素相似，但終究不是人體製造雌激素，不能真正取代。

人中並不是一處臉部保養的重要部位，更不是顯示女性青春美麗的主要重點，卻是攸關女性生命開啟、傳宗接代，以及揭示是否年老體衰的關鍵部位。

平時盡量不要讓人中部位受到損傷留下疤痕，有痘痘時趕緊調整生活步調，減少寒熱飲食，可以減少人中穴不當反射與干擾。

洗臉時順道上下按摩人中穴，經由穴道刺激，讓卵巢與子宮機能活絡，時時保持氣血暢通的狀態，不失為常保青春的一個重要方法。

絕經與人中稜線關係圖請參考 216 頁

五、有病沒病，看指甲就知道

- 皮膚症狀　指甲易脆裂。
- 體內警訊　肝血不足。
- 治療方式　養肝血，榮筋爪[6]，促進末梢血液循環與代謝。

女性愛美的天性無所不在。

在許多清宮戲中，皇后與嬪妃手指都經常戴著長長的護指套（護甲套），就可發現古人的愛美早就已延伸到手指指甲的呵護上了。

現代的年輕女性，則喜歡以塗指甲油或指甲彩繪來表現自我。

暗藏在精緻美甲後的傷害

不同的年代，相同的美甲，對指甲的影響卻有不同。

皇后與嬪妃無須工作，喜歡留著長長美美的指甲顯得貴氣，因為擔心傷害到手指與指甲，因此有了護指套，保護甲床與指甲；再加上金、銀、玉、玳瑁、銅、琺瑯等材料，配合鏤空、鏨花、鑲嵌等裝飾，更顯高雅而氣質非凡。

現代美甲的方式是直接在指甲上塗抹指甲油，彩繪或貼上五顏六色的指甲片。真甲被彩繪的顏料及假指甲黏著劑刺激，加上指甲透氧變差，日久指甲質地就開始發生改變。可能從初期指甲容易脆斷，變成嚴重的掉甲或爛甲。若傷到甲基或甲床，日後恐怕長不出新的或完整的指甲。

有機溶劑（如：丙酮、甲苯等）會對指甲角質結構有破壞性，指甲會變得泛黃、粗糙、產生條紋與容易斷裂。指甲的結構與組織被破壞，黴菌容易入侵，導致產生甲溝炎、灰指甲，甚至是蜂窩性組織炎。

除了時常美甲、塗指甲油，使用去光水容易傷害指甲之外，如果平時工作需要經常碰水、接觸清潔劑、染髮劑，手指會容易敏感化，指甲也比較脆弱。

但如果在沒有任何外力傷害下，指甲外觀產生異狀，如顏色改變、容易剝離或斷裂、變軟變薄等，就可能是身體正透過指甲告訴你，體內有異常狀況，健康出現問題，要趕快注意了！

6 肝主爪甲亦主筋，肝血足，能榮潤筋而有彈性且不緊繃，榮潤爪甲而不乾枯脆裂。

指甲的健康與血流有關

中醫認為，「肝主筋，其華在爪。」筋是指筋膜、肌腱等連結關節與肌肉的組織，爪則是手指甲與腳趾甲。肝主筋，表示肝臟的血液主宰肢體關節。

因此，肝血充足才能養筋生爪，動物才能擁有強而有力的指與甲，完成覓食的目的。相對地，健康、紅潤、有光澤且堅硬的指甲，就代表肝的功能強盛，有餘力讓身體的血與筋表現在指甲上。在外觀容貌上，肝功能強盛者，不但比一般人更顯光彩亮麗而青春，也不會長肝斑。

指甲位在人體最末端，所以指甲的榮枯柔韌堅脆，可以顯示心臟輸送血液的功能是否強盛。

肝血若供應不足，心臟也無血可輸送，血不足成為陰血虛[7]，便會產生乾燥或營養不良的現象，指甲一片片的角質結構會變得不緊密而脆弱。

這種狀況容易發生在實質病患身上，如同上述的肝火盛而肝陰虛（熱造成血少）的甲狀腺患者，肝腎陰虛的乾癬患者（陰血進不了細胞），以及肝脾兩虛及肝腎陰虛的乳癌患者（化療或放療燒灼身體陰血津液）。

此外，皮膚有乾癬病徵的患者，甲面容易變形凹凸不平。甲狀腺機能亢進的病患，指甲容易變軟易裂。這些都是指甲會反映疾病的明顯例證。

灰指甲與乾癬甲治療前後圖請參考216頁

治療實例

我最近有位罹患乳癌的病人，在經過化療後，不僅掉髮，指甲產生黑暈，指甲前端也開始分層剝脫裂開。

在經過生地、麥冬、何首烏、黃精、丹參、雞血藤等滋陰養血的中藥治療後，不但人精神了許多，也緩解化療所造成的口乾黏膜乾、皮膚乾等體質偏乾的現象。此外，指甲黑暈也消失了，原本剝裂需要經常修剪的指甲緣，也不再容易分岔脆斷。

其實這道理很簡單。因為癌症治療容易傷正氣損陰血，產生體弱乾燥的現象，指甲的水分本來就極少，又屬供血的末端，化療或放療後，傷陰過重，乾燥的結果就會讓層層角質結構的指甲分離脆裂。

7 陰虛是血虛更一層惡化的表現。血虛是血不足出現怕冷或四肢冰冷症狀，陰虛是身上總體水分的不足，是血虛加體液虧竭出現怕熱或燥熱症狀。

利用滋陰養血中藥能讓細胞盡速恢復對水的運用，減少乾燥的症狀，細胞潤澤了，也就不乾不裂了。

指甲能斷病

指甲就像樹梢，都是營養供給的末端，末端細胞能穩定成長，代表整個生命體是健康活躍的，也表示細胞有能力去成長新生。

中醫視人為自然界的一部分，人體所有的生理運行，都與絕大多數的生命體一同。根據營養學與體液循環學，以及中醫的臟腑經絡虛實理論，就能從指甲來觀察病理變化，把一葉知秋的現象，運用在人體機能的反應上。而指甲末梢，就提供了這樣的訊息表現，讓有經驗的中醫師一探究竟。

舉例來說，看指甲就能知道有沒有失眠症狀，像是睡得安穩，甲面就會光彩明亮；長期失眠，甲面便會模糊暗淡。就像從車子板金的亮度，約略可判斷出車齡與保養的狀況。

保養指甲要先保肝

想要保養指甲，就需要保肝，保肝要注意三大方面。

第一，是老生常談的要早睡不熬夜。因為人醒著的時候會需要消耗肝藏血所貯藏的能量，所以熬夜晚睡會使肝血過耗。

第二，肝以瀉為補，也就是要幫助肝代謝解毒。保肝無須補肝，因為肝有再生能力，只要讓肝能做到順利代謝，輕鬆解毒，減少肝臟負擔就是補肝。

第三，保肝可以柔肝，也就是讓肝細胞柔嫩，使肝的陰血平順，能夠負擔供應到手指末端，指甲自然有光澤、彈性，不容易脆斷。

柔肝可吃一些滋陰的食品或中藥，例如：黑白木耳、寒天、石蓮花、珊瑚菜、秋葵、天門冬、麥門冬、沙參、生地、枸杞、當歸、懷牛膝等。

保肝護甲飲

材料：北茵陳 5 克，薄荷、甜菊各 3 克，枸杞子 5 顆。

作法：**1.** 將藥材洗淨。

2. 水 1000C.C. 煮滾後，先加入北茵陳煮 10 分鐘，再加入薄荷、甜菊、枸杞子煮 5 分鐘。

功效：滋陰涼肝，減輕肝疲勞，提振精神，舒緩肌肉緊繃。

足部潰瘍

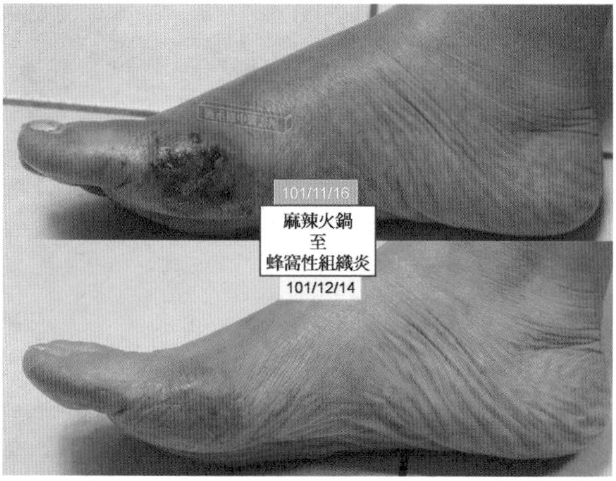

肝膽火盛體質吃得太辣或太補，導致火毒累積於脾經造成第一蹠趾關節潰瘍。醫師建議，吃麻辣鍋時可搭配蒲公英涼茶以化食毒。

對應篇章：2-2〈冬令嗑鍋進補，當心愈補愈上火〉043 頁

上火唇燥

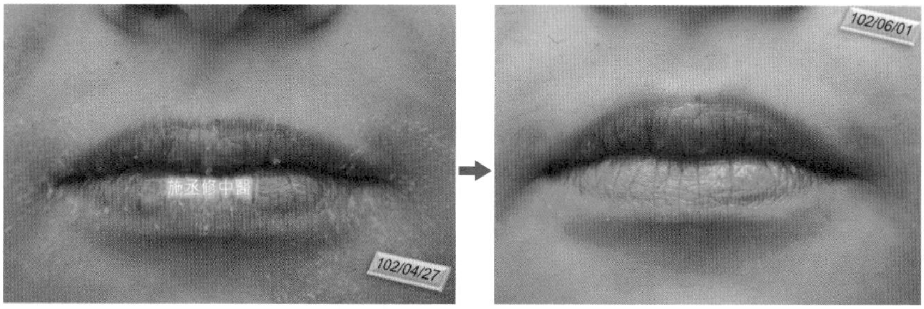

中醫說「氣有餘便是火」，補氣的人參雖然可以改善身體虛弱的狀況，但補過頭，反而提氣上火，造成唇燥牙齦痛。

參考篇章：2-6〈吃參看體質，若補錯氣反上火〉062 頁

食物過敏

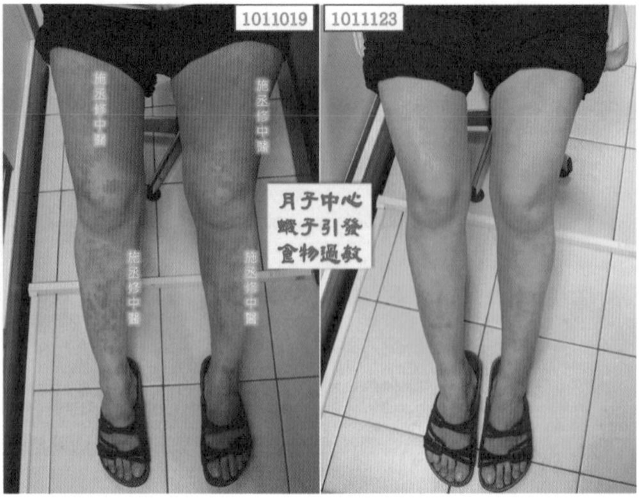

此案例於坐月子，氣血兩虛時，誤食帶殼類海鮮，引發急性皮膚過敏。

參考篇章：2-10〈雞蛋是讓皮膚搔癢的地雷食物〉 084 頁

蕁麻疹

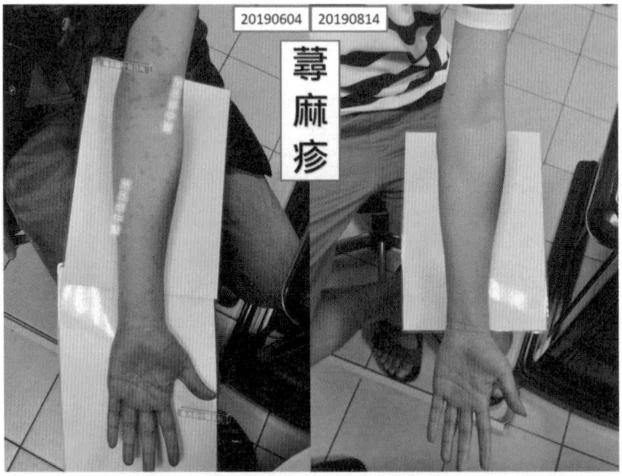

蕁麻疹在中醫稱為「風疹」，經由刺激所引發，減少過敏原以及增加對環境的耐受度就能改善。

對應篇章：3-4〈治療蕁麻疹，先調養過敏性體質〉111 頁

胃火熾盛之下巴痘

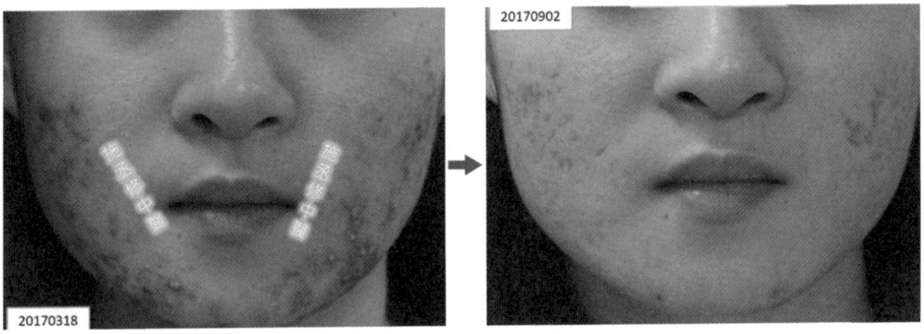

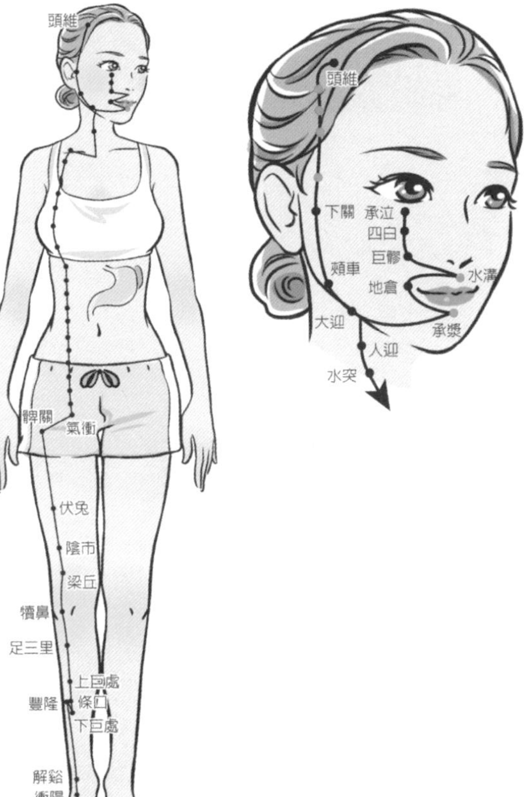

此例為胃火熾盛產生的青春痘，青春痘會沿著胃經循行爆發，入經用藥，同時減少油甜烤辣炸食物與補品，通常就能根治皮膚病。

對應篇章：3-1〈痘痘會告訴你，身體哪裡生病了〉090 頁

毛孔粗大

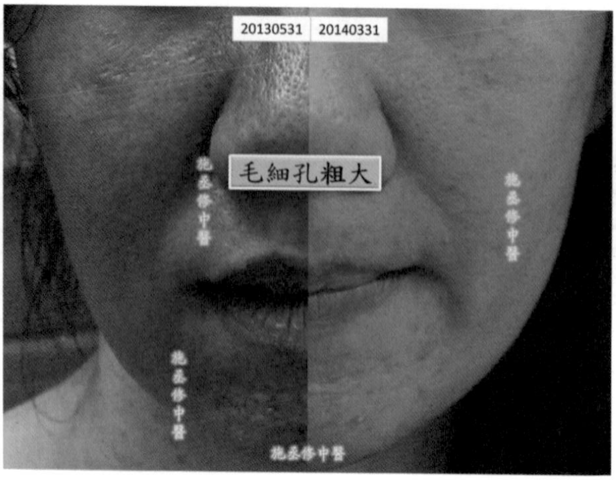

中醫認為，雄性荷爾蒙屬「陽火」，女性若雄性荷爾蒙偏高，膚質會較粗糙，顯出男相。只要依據體質適當改變致熱因素，就能重塑毛孔使其縮小。

對應篇章：3-3〈毛孔粗大形成女生男相，恐荷爾蒙失調〉103 頁

膿胞型痤瘡

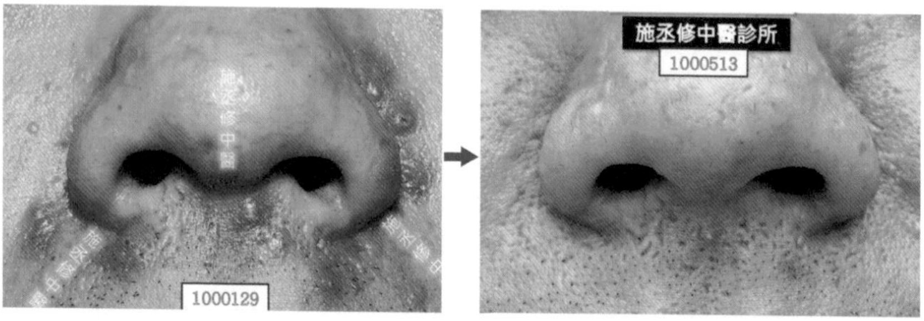

青春痘的成因有男性荷爾蒙突然升高，痤瘡桿菌影響，或者過敏導致的激烈反應。治療青春痘，除了要早睡早起，減少壓力，過敏性青春痘患者，更要在飲食上多加注意。

參考篇章：3-10〈吃清淡又睡得好仍狂長痘，恐是皮膚過敏〉153 頁

脂漏性皮膚炎（皮膚脫屑）

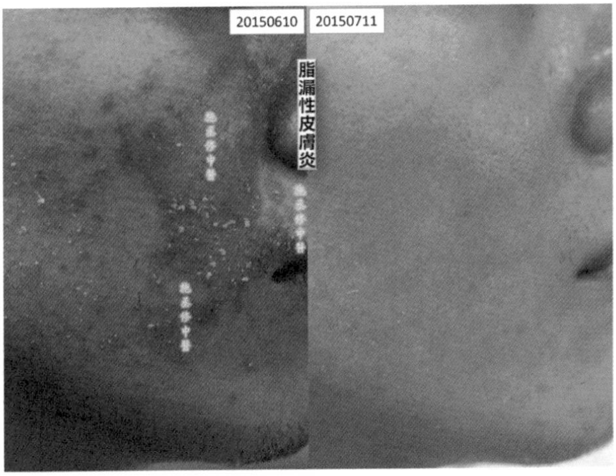

脂漏性皮膚炎在中醫裡稱之為「白屑風」、「面遊風」，因體內有火向上延燒，造成皮膚脫屑、發紅。

脂漏性皮膚炎（頭髮油膩）

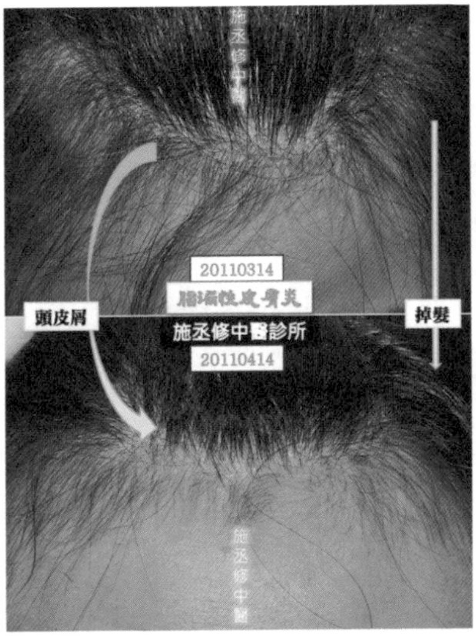

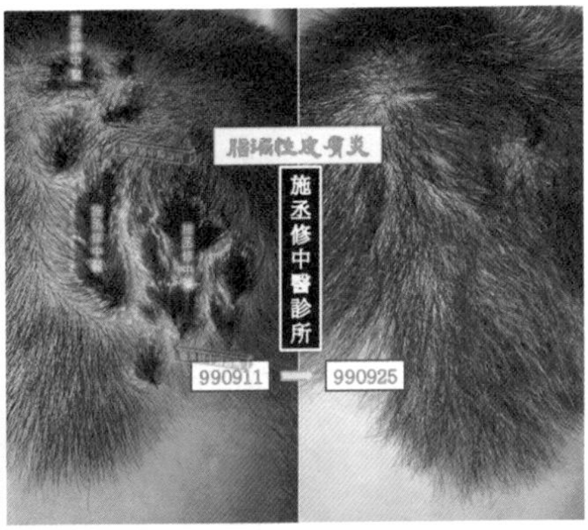

（呈上）除了臉部症狀，還會出現髮質油膩、頭皮明顯出油等，形成白雪片片的頭皮屑（頭皮白色處為脂肪）。此類病症日常需減少油脂攝取，也要注意情緒波動，並早睡早起減少肝火。另外，減少煩心降低心火，也能減少發生率。

對應篇章：3-5〈頭皮脫屑又發癢，原來是脂漏性皮膚炎〉117 頁

異位性皮膚炎

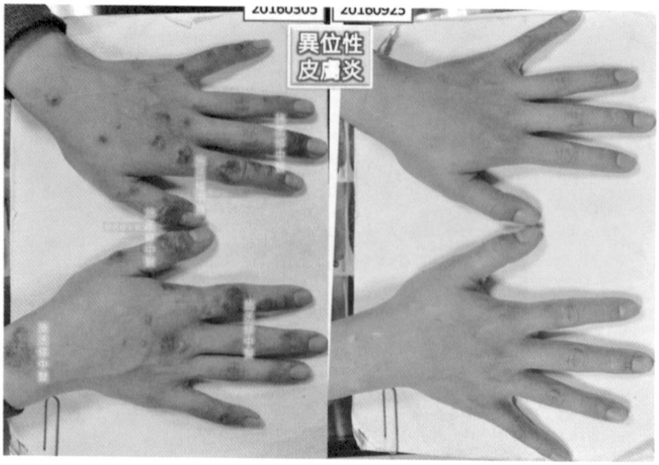

異位性皮膚炎也是溼疹的一種，案例中的患者因為作息不正常導致末梢水分代謝不正常。目前為輕症，不需用藥，只要調理身體，恢復自然代謝即可痊癒。

溼疹

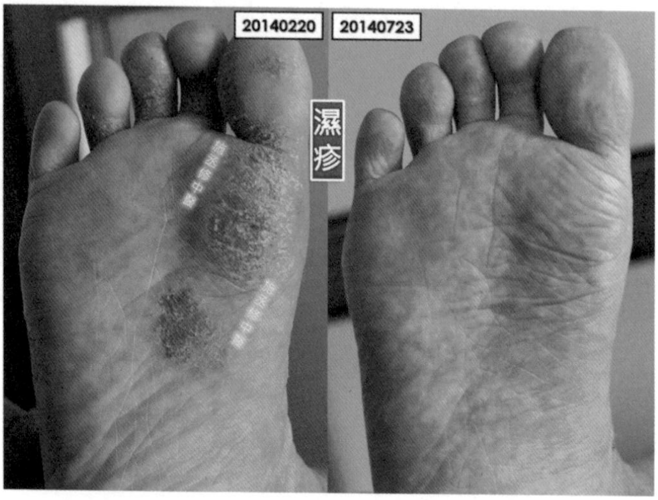

溼疹顯示出身體末梢對水的代謝出現異常，四神湯能健脾利溼，平日可以多吃。

對應篇章：3-6〈起搔癢小水泡，體內已形成溼毒〉124 頁

圖 ①

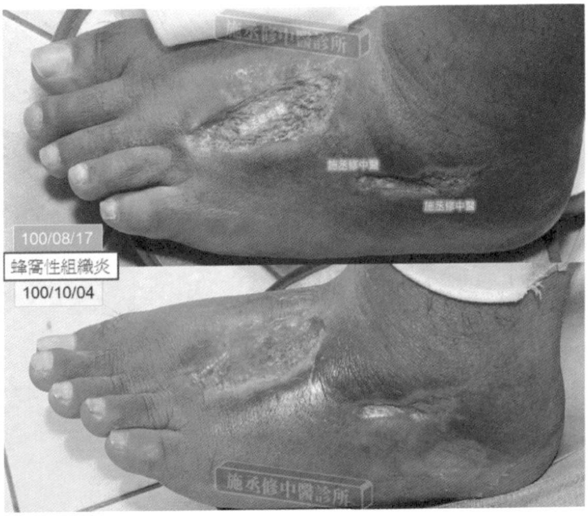

體質溼熱的人，皮膚容易成為細菌的溫床，造成嚴重感染發炎。

圖 ②

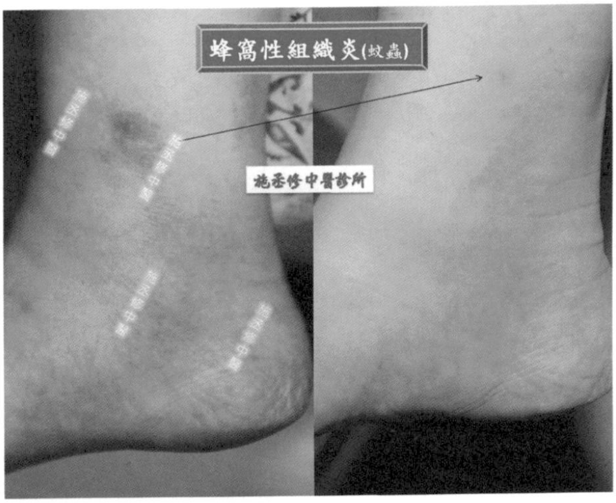

傷口及其四周表面泛紅，紅色斑點溫度偏高，有壓痛或持續性疼痛時，就極有可能已經感染蜂窩性組織炎。

對應篇章：4-2〈溼熱體質者，傷口易感染變蜂窩性組織炎〉182 頁

絕經與人中稜線

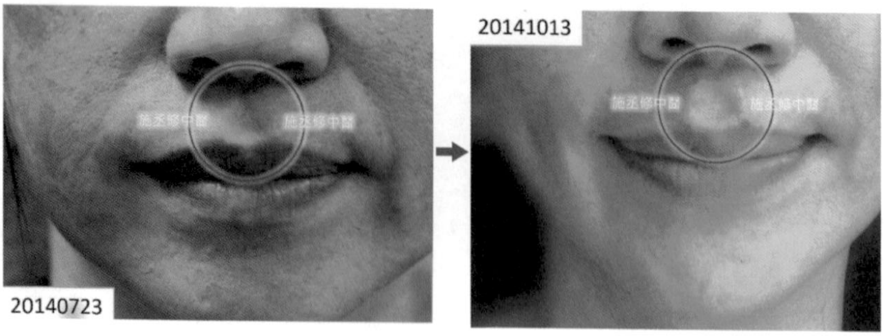

此案例在 30 歲被西醫判定為絕經永遠無法生育，在她 48 歲時，因為中醫治療其他疾病的時候無心插柳柳成蔭，間接恢復了月經狀態，後來檢視她的照片，人中稜線居然恢復了。

參考篇章：4-4〈從人中透視體內，提早預防卵巢早衰〉197 頁

灰指甲與乾癬甲

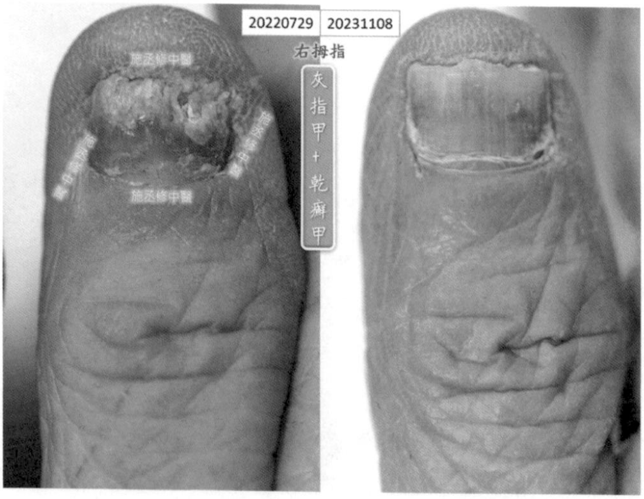

指甲位於身體末端，從指甲健康可看出整個生命體是否健康。肝陰虛之燥熱體質會造成陰血供應不足，將上黴菌感染，會使指甲的角質結構變得脆弱。想要保養指甲必先保肝，調養方式以助肝代謝，滋陰柔肝。

對應篇章：4-5〈有病沒病，看指甲就知道〉202 頁

附錄

三代中醫世家才知道的養生與養膚術

簡單生活、簡單飲食、簡單思維。

中醫師一直給人一種很會保養、很會養生的印象，除了少生病外，就是皮膚好、氣色佳。

我在十四年前將診所搬回家裡，部分患者因而失聯，但隔了許多年後，老患者相繼回診。看到昔日患者，我心裡既開心又感動，不僅是因為他們對中醫的信任，還有他們對我個人保養有術的讚許。

有的病人會說：「施醫師您怎麼都沒變？」還有人說：「施醫師您怎麼看起來更年輕？」「施醫師我比您年輕，卻看起來像您哥哥，你是怎麼保養的!?」

這時，我都會開玩笑地說：「喔！愈來愈年輕不是愈活愈回去嗎？不過我對中醫的領悟可沒愈活愈回去，是愈來愈深入喔！」患者也會開玩笑回道：「那我以前是不是來得不是時候，現在才是對的時間囉！」頓時間大家笑成一團。

回歸自然，就是健康王道

過去剛開業時，我因為太過忙碌，身體過勞，三餐也老是在外，因此看起來顯老。近幾年來又要講課、準備教材、上課、演講、寫書、寫網路文章、看診、處理診所事務與陪伴家人等，比以往忙碌許多，但反而顯得年輕氣色好。

其實除了靠些許中藥養生外，我對生活與飲食的重大改變才是重要的關鍵。

這個改變就是「簡單生活」、「簡單飲食」與「簡單思維」。

例如，我的家庭不會想要穿名牌、開名車，讓小孩子上名校；以前一天四罐飲料，現在只喝茶與水，吃水餃、火鍋與麵食不加醬料（能吃到食物原味），有時用電鍋蒸一蒸蔬菜魚肉也吃得開心；我也日漸不在意一年出遊幾次，放了幾次假，小孩子需不需要什麼樣的補習，就連患者的稱許我也不會特別雀躍，只覺得本來就要把病看好，對於不悅或斥責的負面情緒也能靜心處理。這些都讓我在身心方面變得輕鬆許多。以前晨起嗜睡賴床、頭目迷濛的問題消失，連肌肉緊繃的狀況也很少發生，看診也顯得精力十足，比以往有效率許多。

在我逐漸將中醫診務轉到皮膚科時，發現人的不健康經常顯現在皮膚的狀況上。輕一點的就像我之前一樣看起來老態龍鍾、面色不佳、神韻疲憊；重一些就是膚質變差、紋點變多、臉皮無張力、色雜且色變，神韻不柔和，病況或深或淺；嚴重者皮膚就產生敏感性病變。而這些病變、皮膚變差與提前老化的原因都是來自於不當的生活、飲食與壓力這三件事上。

我經常耳提面命地對病人說，看中醫、吃中藥與調體質絕對是為了恢復健康，以後無須再長期服藥。但患者必須懂得疾病的來龍去脈，才會知道如何保養自己，也才能期待有病快好，無病最好，而不再是個永遠的病號。

為了要印證給患者看以及以身作則，我把建議患者需改正的生活飲食習慣徹底實行，每天都檢視自己的生活、飲食與思維有無不當之處，時間久了就變成一種習慣，日後的確看起來就「愈活愈回去，愈來愈年輕」。我四十歲以後的目標是延緩老化，讓後半生能夠輕鬆自如地安享天年。

要hold住青春說難也不難，我們中醫界有一位頗負盛名的老前輩約六十歲左右，保養有術的他總是開玩笑地說，他太太塗塗抹抹四十多年，花了他不少銀兩，都沒他的皮膚光澤有彈性。他也沒什麼特別方法，吃該吃的，花該花的，想該想的，簡簡單單就這樣維持青春到今天，做不到這些，保養都是喊假的，都是白做工。

我相信，以我目前的生活方式，二十年後也能像這位老醫師一樣簡單地凍齡。我常與病患聊天，在交換一些觀念的同時，一定會得到「養生從年輕開始」的觀念。

幾乎十之八九的患者或家屬都會問我，平常該吃些什麼來保養身體。說實話，養生真的不需要花大錢，如果捨得花、經濟負擔得起的，我會建議吃一些極高價的靈芝、冬蟲夏草，或是好一點的粉光參、高麗參、阿膠（像是清宮宮廷劇中很出名的東阿阿膠）、龜鹿二仙膠。但如果生活需要開源節流，頂多吃吃參鬚，甚至黃耆、枸杞子、當歸等也都很養生。但大前提是，吃補也要吃對，要適合自己的體質，像我在本書中所提到的諸多觀念就要多注意。

從另一個角度來看，其實現代人飲食過盛也過度，吃了很多不該吃的而不自知，身體出了狀況還要再吃補，真的是愈補愈大洞，花錢又傷身。而且，知道「不要吃什麼（毒）」比「想要吃什麼（補）」來得重要，這觀念既簡單又不複雜。

現在物價上漲飛奔，部分不肖的食品業者為了拉攏顧客上門，無所不用其極在食材上大顯化妝秀與變裝秀的功力，普羅大眾所吃的那些色香味俱全的食品（再製品），有不少是人工過度添加的不良食品（如奶精、甜味劑、食用色素），或是不當添加的劣質食品（如塑化劑、三聚氫氨等），等到身體出現病症時都已身懷絕「劑」，卻還不知道病因為何。

特別是在皮膚病的治療上，如果皮膚都已提出變異的警告，卻還用抗生素、抗組織胺、類固醇等藥物讓它不反應，以致繼續累積至下一個爆點。每爆一次，病況就惡化一次，這種情形在頑固型皮膚病最常見。

我的獨門養生法

因此不管是自己、家人或是對於患者，在調補之前我一定會做一件事，就是「解毒」，我稱做「體內環保」。最簡單的就是平時大吃大喝後，**先使用中藥「大黃製劑」拉一拉肚子，清一清腸胃，讓不該存在於體內的毒素迅速離開，過幾天有**

需要再調補。

治病時更是如此，尤其是女性，幾乎都說自己很虛，手足冰冷，臉色不好看。只要是有便祕，臉色暗而不光彩，皮膚毛孔粗糙，口臭體味重，面紅耳赤火氣大，眼神亢奮；只要不是氣若遊絲，都要先清熱解毒一段時間，待身體「寬鬆」許多後，才補得進去。

記得當初我為了考中醫師，年紀輕輕就把身體搞得寒熱不調，穿多則熱，穿少則寒，春夏秋冬手足都嚴重出汗，兩足還整年穿襪，口乾舌燥，體質虛弱。

考上中醫後，我以「清肝瀉火」的方式調理約一年，之後逐漸改為「補瀉兼施」的方式調養，近兩年已能吃補而不燥不熱，也不火氣大長青春痘（以前我頭皮還會長膿瘡），甚至喝了補藥酒之後，不但當晚好睡，第二天還體力充沛，氣色與健康程度比十年前還好。這說明：要補，也要會補，必須補得恰如其分，補在正確的時間點，才能延年益壽、返老回春。

我的獨門養生中藥

說到補，還是來介紹一些平時我有用的養生中藥。

⊙ 阿膠

先說清宮劇中常出現的阿膠吧！阿膠是名貴藥材之一。《神農本草經》將阿膠列為上品（即可以常服無副作用的藥品），具有補血止血、滋陰潤肺、安胎之效。阿膠是以驢皮與阿井水所熬製而成，而阿井水為古東阿縣阿井之水，此井水所熬治的阿膠品質最精純，也只有用東阿水所製的阿膠，才能稱為東阿阿膠（山東阿膠）。

東阿阿膠向來被譽為「補血聖藥」，平時只要女性病人月經點滴不止，我都會加入阿膠來調補，經常一帖即止，也會在經後用加味四物湯沖入阿膠粉末給太太養顏美容兼保養子宮。**一般人則可以把在經後服用的加味四物湯濾渣後，加入五至十克敲碎的阿膠再煮一下，溫涼後服用效果相同。**

而我自己服用的不是阿膠，而是「阿膠珠」，有潤肺止咳的功效，有時話說多了肺氣虛，或感冒後經常乾咳，除了泡一些麥門冬參鬚茶外，會順道服用阿膠珠。作法是將一塊阿膠切成約六十四塊小丁，使用蛤粉或米粉以小火炒至膨脹微黃即可。因為撥開中心看起來如同零嘴乖乖，所以我也戲稱它是「中藥級乖乖」，當然，不論大人小孩想要當做天然的保健食品來服用，還是諮詢中醫師為妥。

龜鹿二仙酒

另外，在秋天我也會泡一壺龜鹿二仙酒，等待冬天天冷時服用。

中醫的四季養生為春生、夏長、秋收、冬藏。冬藏以「補」為主，一般稱為冬令進補，除了八珍、十全、當歸生薑羊肉湯、薑母鴨、麻油雞外，還可以簡單地泡一壺龜鹿二仙酒來補陽（強化生理機能）、填骨髓（補充血鈣）。不僅長者可預防骨折，中年可防止骨質疏鬆，青少年也可促進成長、長高。

好的龜鹿二仙膠是又硬又黑的硬膠。可以將一塊二十至四十克的龜鹿二仙膠敲碎，以一罐米酒浸泡，待其完全融化後飲用。冬天睡前飲用五十 C.C.，煮補湯時也可適量加入，既養生又能立即促進血液循環，溫暖四肢一夜好眠。而成長期的小孩，可在轉骨的藥湯內加入五十 C.C. 的龜鹿二仙膠酒，可待來春「春長」時節，順應天時自然成長發育。

想少接觸西藥，從養育小孩做起

講到小孩，依個人淺見，養生觀念應該從小扎根。除了飲料零食與烤炸甜食少吃外，儘可能減少過強的西藥刺激。

我的長子今年二十歲，與他兩個妹妹直至目前為止，無論是感冒發燒、腹瀉胃痛，還有頭痛傷痛等所有一切疼痛，都未曾使用過抗生素、抗組織胺、類固醇、止痛藥、肌肉鬆弛劑與消炎藥等大家耳熟能詳的藥品。（有打傳統三合一疫苗，沒打新疫苗。除了新生兒時期的傳統疫苗及新冠肺炎期間三劑新疫苗之外，都沒有打過其他類型的疫苗。）

回想他們幼兒時期，即便高燒多日也不急著快速退燒。雖然我太太當時也極為掙扎，但持續五天到一週的煎熬，換得現今少生病，感冒發燒兩天就好，腸病毒吃中藥也會好，沒有鼻子過敏，更沒有日後產生的鼻竇炎或是氣喘，愈來愈好照顧。

這種先苦後甘，倒吃甘蔗的感覺，可能是至今還在為孩子與家人健康不知所措的父母親所難以體會的。但這與我是不是中醫師無關，因為許多患者自從建立了中醫健康觀後，也鮮少生病，達到「病愈治愈好，藥愈吃愈少」的健康目的，而這也符合中醫五臟相生的理念，即病是一個一個治好的正循環。

現代的醫療與保健方式似乎是走相反的方向，隨著年齡的成長，生病次數與藥物用量也跟著成正比，大部分的原因是從小就是個藥罐子，愈醫愈擺脫不了生病的噩運（因為五臟相剋）。

中醫的養生觀與我個人的養生法都是「少干擾」與「少侵害」，生病時中藥的角色是拉一把、推一把與扶一把，做為身體自癒力的幫手而非主宰者，更非以一病換一病的「以物易物」方式來做為治療的唯一手段。

懂得善待自己的健康，會讓生命更有品質。**我常與患者溝通一個想法：「養生不是為了長壽，而是為了好死。」**如果我們注定能活到八十歲，為何要搞到三十歲就疾病纏身而痛苦一生？好的生命品質該是身體用到最後一刻無疾而終，或僅辛苦三、四個月在生命的過渡上，希望每個人都能在感謝自己養生觀的最終路上度過餘生。

後記
結合望診與皮膚問題，讓中醫走入生活

擁有好肌膚其實不難，也無需花大把銀子買保養品、做微整形，只要掌握正確中醫知識，避免誤踩生活飲食地雷，糾正錯誤養生觀，自然無疾而凍齡，成為人人稱羨的不老傳說。

皮膚產生病症，甚至出現老態，通常是因體內有火毒，火愈旺，皮膚的症狀愈嚴重。

本書【望診護膚篇】，旨在談初期的皮膚症狀，患者體內有火，但火不大（僅有一把火），雖沒有造成嚴重症狀，但皮膚狀況不好。此時我們可以藉由中醫望診的技巧，從外觀探查身體有可能會出現的問題，依據個人體質正確保養，進而改善膚況，達到凍齡跟抗老的效果。偏向預防及勘誤，預防勝於治療。

若體內有兩把火以上，皮膚不僅僅是狀態不好，而是已形成皮膚病，那就需要治療體內疾病，體內病根治後，原本衰老的外貌，就會隨著病情好轉回春。這部分屬於更進階的內容，預計收錄在本系列的下一本書《肌膚算病【根治回春篇】》（預計二〇二五年出版）。

肌膚算病系列，結合望診與皮膚問題來陳述，讓中醫從醫學走入生活，把艱澀難懂的古中醫學重新包裝，以看得見的臨床案例，讓民眾感受到原來中醫不是低階醫學，也不是可有可無或空談的保健知識，而是能真正維護健康、逆轉病況，還附有最大價值的凍齡甚至回春。**只要讀者細心體會反覆研讀，一定能感受到中醫博大精深的價值，原來中醫能治病，也能自然醫美。**

CARE 085

肌膚算病【望診護膚篇】三代中醫教你從皮膚解讀體質密碼，對症調理、控熱排毒，養出不老好膚質！

作　者—施丞修
主　編—尹蘊雯
副主編—王瓊苹
責任企劃—吳美瑤
文字整理—葉語容
美術設計—行者創意
內頁排版—芯澤有限公司

副總編—邱憶伶
董事長—趙政岷
出版者—時報文化出版企業股份有限公司
一〇八〇一九臺北市和平西路三段二四〇號三樓
發行專線—（〇二）二三〇六六八四二
讀者服務專線—〇八〇〇二三一七〇五・（〇二）二三〇四七一〇三
讀者服務傳真—（〇二）二三〇四六八五八
郵撥—一九三四四七二四　時報文化出版公司
信箱—一〇八九九臺北華江橋郵局第九九信箱

時報悅讀網—http://www.readingtimes.com.tw
電子郵件信箱—newlife@ readingtimes.com.tw
法律顧問—理律法律事務所　陳長文律師、李念祖律師
印　刷—勁達印刷有限公司
初版一刷—二〇二四年四月十二日
初版三刷—二〇二四年六月二十五日
定　價—新臺幣四二〇元

時報文化出版公司成立於一九七五年，
並於一九九九年股票上櫃公開發行，於二〇〇八年脫離中時集團非屬旺中，
以「尊重智慧與創意的文化事業」為信念。

肌膚算病．望診護膚篇：三代中醫教你從皮膚解讀體質密碼，對症調理、控熱排毒，養出不老好膚質！/施丞修著. -- 初版. -- 臺北市：時報文化出版企業股份有限公司, 2024.04
232面；17X23　公分

ISBN 978-626-396-087-9（平裝）

1.CST: 中醫 2.CST: 皮膚科 3.CST: 健康法

413.21　　113003760

ISBN 978-626-396-087-9
Printed in Taiwan

4